ACCESO GRATIS *a la Lectura en la Nube*

Para visualizar el libro electrónico en la nube de lectura envíe junto a su nombre y apellidos una fotografía del código de barras situado en la contraportada del libro y otra del ticket de compra a la dirección:

ebooktirant@tirant.com

En un máximo de 72 horas laborales le enviaremos el código de acceso con sus instrucciones.

TEMAS SOCIALES Y COVID-19

TEMAS SOCIALES Y COVID-19

Elssié Núñez Carpizo
(Coordinadora)

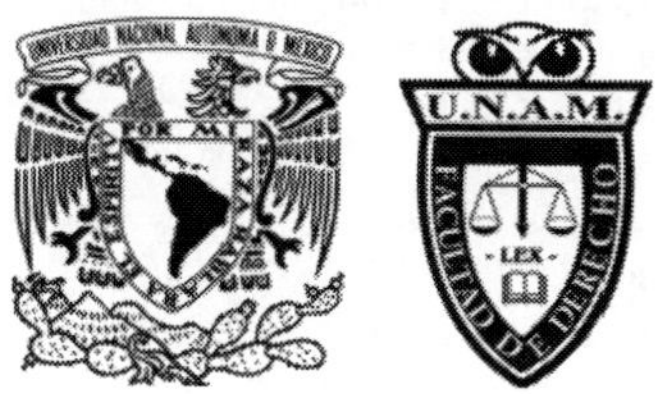

tirant lo blanch
Ciudad de México, 2025

La presente obra ha sido dictaminada y aprobada para su publicación, de acuerdo con el sistema de revisión por pares doble ciego, por el Comité Editorial de la Facultad de Derecho de la Universidad Nacional Autónoma de México. La misma pertenece al Plan de Estudios de Maestría en Derecho.

Cuidado de la edición: Patricia Daniela Lucio Espino

Temas sociales y Covid-19

Primera edición: 2025

© EDITA: FACULTAD DE DERECHO - UNIVERSIDAD NACIONAL AUTÓNOMA DE MÉXICO
Ciudad Universitaria, Coyoacán, 04510, Ciudad de México.
coordinacioneditorial@derecho.unam.mx

© IMPRIME Y DISTRIBUYE: TIRANT LO BLANCH MÉXICO
Av. Tamaulipas 150, Oficina 502
Hipódromo, Cuauhtémoc, 06100 Ciudad de México
Telf: +52 1 55 65502317
infomex@tirant.com
www.tirant.com/mex/
www.tirant.es

ISBN (UNAM): 978-607-587-359-6
ISBN: 978-84-1071-325-3

MAQUETA: Tink Factoría de Color
EDICIÓN: Coordinación Editorial de la Facultad de Derecho

Si desea recibir información periódica sobre las novedades editoriales de la Facultad de Derecho envíe un correo electrónico a: *coordinacioneditorial@derecho.unam.mx*

Si tiene alguna queja o sugerencia, envíenos un mail a: *atencioncliente@tirant.com*.
En caso de no ser atendida su sugerencia, por favor, lea en *www.tirant.net/index.php/empresa/politicas-de-empresa* nuestro procedimiento de quejas.

Responsabilidad Social Corporativa: http://www.tirant.net/Docs/RSCTirant.pdf

COORDINACIÓN EDITORIAL DE LA FACULTAD DE DERECHO

Patricia Daniela Lucio Espino
Coordinadora Editorial y Editora

Alan David Barraza Guerrero
Ana María Ramírez Sánchez
Coeditores y Validación de Contenidos

María Concepción Cárdenas Ostria
Cinthya Gutiérrez Ruiz
Corrección de Estilo

Michelle Sánchez Cabello
Ricardo Pérez Rodríguez
Diseño Editorial

Jonathan Salvador Bastida Ávila
Protección a la Propiedad Intelectual

Jennifer Valeria Galicia Bastida
Asistente Administrativo

Mariana Arelii Santos Osnaya
Mariana Basilio Añorver
Servicio Social

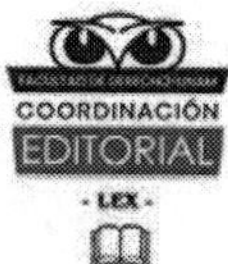

COMITÉ ASESOR DE LA FACULTAD DE DERECHO

Índice

Introducción

AMPARO APOLINAR DE JESÚS

Aún sin el consenso de una fecha exacta, fue a finales de 2019 cuando se reconoció que en Wuhan, China, inició un problema de salud que afectaría al mundo entero, la vida de millones de personas se vería amenazada en todos los sentidos: fue el origen del SARS-CoV2, causante de la afección denominada Covid-19.

Conforme los días transcurrían, el panorama epidemiológico tomaba relevancia y gravedad; la infraestructura médica rápidamente se vio rebasada, fuimos testigos, a través de los medios de comunicación, de las plataformas y redes digitales, de la manera en que muchos perdían la batalla por la supervivencia, sea por no detectar la enfermedad y atenderse en tiempo, por no encontrar atención o simplemente porque no la había.

Poco a poco los países se vieron invadidos por el virus, México no fue la excepción. El primer caso que se detectó fue el 27 de febrero de 2020.

Ante el rápido contagio, las primeras medidas de emergencia para tratar de contener y evitar la propagación de la enfermedad fueron el constante lavado de manos, uso de gel antibacterial así como de cubrebocas, evitar el contacto directo a través del saludo, abrazo o beso; distanciamiento social, cuarentena, aislamiento y confinamiento fueron términos que se hicieron comunes en la vida cotidiana.

Con la pandemia, se alteró la dinámica de convivencia entre las personas, todos nos volvimos enemigos de todos, una amenaza latente. Millones de familias, amigos, colegas de trabajo, compañeros de escuela, tuvieron que separarse. Los dispositivos electrónicos junto con las plataformas digitales se convirtieron en el medio por excelencia de comunicación, la forma de estar lejos pero a la vez tan cerca.

Sin duda, la ciencia contribuyó a encontrar una solución en las vacunas, en tiempo récord fueron puestas en práctica millones de inmunizaciones. Adultos Mayores, que por las condiciones propias de la edad se convirtieron en la población más vulnerable a la enfermedad, fueron los primeros en recibirlas, posteriormente el resto de la población.

La lucha vino desde diversos sectores, la cual ha sido permanente hasta estos días, todo esfuerzo contribuye a hacer frente a este enemigo que cobra vidas diariamente.

Por supuesto, las consecuencias no se hicieron esperar, la pandemia provocó un gran impacto a nivel social, económico, político, científico, jurídico. En el ámbito académico, se generaron reflexiones en torno a las mismas. La presente obra, es justo un conjunto de reflexiones desde la visión socio jurídica sobre una problemática que sigue vigente, aun cuando parece que se han controlado sus efectos más graves, las nuevas variantes del virus siguen provocando estragos en la población víctima de la enfermedad.

El análisis recae en temas como son:

- *Violencia en tiempos de Covid*-19. Una de las problemáticas que aqueja a toda sociedad, sus efectos alteran el desarrollo integral de las personas que son víctimas de ella. A raíz de la pandemia y una vez que las autoridades declararon el confinamiento en el hogar, se presentó un incremento alarmante en las cifras sobre violencia, las mujeres fueron las principales afectadas, no solo porque las exigencias en diversos ámbitos (laboral, doméstico, crianza, cuidado, entre otros) aumentaron, sino porque el agresor se encontraba en el mismo espacio y la ayuda difícilmente llegaba. En razón de ello se crearon diversos programas de atención, se habilitaron líneas telefónicas y se abrieron espacios para recibir a personas que se alejaban de situaciones violentas.
- *La Discapacidad en tiempos de Covid-19.* Varios sectores de la sociedad se encuentran en situación de vulnerabilidad, diversos son los factores que los colocan en esta posición. Más allá del impedimento físico o mental, es menester abordar el aspecto social, en este sentido, cuando se hace referencia a la discapacidad es necesario abordar las barreras que obstaculizan el ejercicio de los derechos de las personas que se encuentran

en esta condición y que con ello impiden una calidad de vida mínimamente aceptable. La emergencia sanitaria evidenció la carencia de los servicios de atención de las personas con discapacidad, en especial de los aspectos médicos, muchos de los tratamientos fueron suspendidos bajo el pretexto de concentrar esfuerzos en la atención del Covid-19. Las limitantes en la comunicación demostraron la falta de infraestructura en relación a las personas con alguna discapacidad y con ello la imposibilidad del ejercicio de los derechos.

- *Desigualdad Económica y Covid-19 en México: la tormenta perfecta.* El individuo satisface sus necesidades básicas, sean primarias o secundarias, a través del ingreso que obtiene principalmente por su trabajo. La pandemia mostró la gran desigualdad que existe en la distribución de la riqueza, la cual se encuentra extrapolada, por una parte encontramos a los más ricos y por otra, a los más pobres, entre ambos, una clase media con diversidad de carencias. La falta de recursos impidió hacer frente a la enfermedad. Muchas personas perdieron sus empleos y con ello el ingreso que permitía adquirir los medios necesarios para el cuidado de la salud, había que decidir entre comer o comprar un cubrebocas. Fueron insuficientes, sino que inexistentes, los programas de apoyo a la población. En razón del distanciamiento social, varias actividades fueron suspendidas, ello implicó el cierre de fuentes de trabajo, la escasez de productos básicos y se generó un aumento de precios; la economía de millones de hogares fue trastocada.
- *Los escenarios discontinuos del Covid-19.* Con el objetivo de conocer mejor su entorno y anticiparse en la explicación de ciertos acontecimientos, el ser humano ha generado un conjunto de conocimientos que le permiten entender la dinámica de las relaciones y el impacto que las mismas tienen en la construcción de la sociedad. El conocimiento es sin duda la mejor herramienta para entender los factores que han enmarcado el origen de las enfermedades, las cuales a lo largo de la historia han causado desastres de gran magnitud. Alrededor del Covid-19 se generaron diversidad de teorías, el objetivo era el de encontrar una explicación a lo que acontecía. Aunque en un inicio la

información era escasa y de fuentes no confiables, poco a poco se generó un conocimiento fidedigno en diversos ámbitos, incluso se generaron nuevos conceptos que fueron empleados en el lenguaje cotidiano. A través de los discursos oficiales y no oficiales, la visión de la sociedad frente al fenómeno de la pandemia paso de la desconfianza en la existencia de la enfermedad a una totalidad credibilidad, muchos de ellos por ser testigos de familiares que empezaron a perder la vida en razón del virus.

- *Buena Administración y Corrupción en tiempos de pandemia.* Las decisiones para hacer frente a la emergencia sanitaria recayeron principalmente en la figura del Estado, quien, a través de la Administración Pública, se enfocó en acciones tendientes a minimizar las consecuencias negativas de la pandemia. Se esperaba una actuación eficiente y eficaz apegada a las normas. Sin embargo, situaciones de corrupción se hicieron presentes, lo que impidió el buen funcionamiento tanto de los programas establecidos como de los órganos encargados de llevarlos a cabo. Se conocieron casos de funcionarios que abusaron de sus posiciones dentro del gobierno para obtener beneficios, tanto para ellos como para sus familias, en el acceso a servicios de salud, de pruebas de antígenos COVID, vacunas, entre otros. Varias de estas acciones fueron sancionadas, otras quedaron en la impunidad total. Existen varios instrumentos jurídicos tanto nacionales como internacionales de lucha contra la corrupción, sin embargo poco impacto han tenido en erradicar el problema.

La pandemia continua, los efectos negativos siguen latentes, las reflexiones seguirán ocupándose de las consecuencias por un largo tiempo.

Violencia en tiempos de Covid-19

ELSSIÉ NÚÑEZ CARPIZO

Sumario: I. Introducción. II. Programa "Quédate en Casa". III. Familia. IV. Violencia. V. Conclusiones. VI. Fuentes.

I. INTRODUCCIÓN

Como un susurro llegó la noticia de que en China se inició en diciembre de 2019 un brote epidémico en la ciudad de Wuhan, el agente se identificó como un nuevo coronavirus que se denominó SARS-CoV-2. Se informó a la Organización Mundial de la Salud el día 31 de diciembre, por lo que de inmediato se tomaron acciones: se cerró el mercado origen del brote, los pacientes fueron aislados y se establecen controles que se convierten el 23 de enero en un estricto confinamiento.

La Organización Mundial de la Salud reconoció que la acción era sin precedentes en la historia de la salud pública. El virus de la COVID-19 evolucionó e infectó a los humanos, los síntomas respiratorios son similares a los de un resfriado o neumonía. Se expande la noticia mediante las redes sociales, el médico Li Wenliang es uno de los primeros en dar tratamiento a pacientes que estaban infectados por el coronavirus SARS.[1]

El 11 de marzo de 2020, el Director General de la Organización Mundial de la Salud, Dr. Tedros Adhanom Ghebreyesus, anunció que

---

1 Hegartty, Stephanie, *Coronavirus en China: quién era Li Wenliang, el doctor que trató de alertar sobre el brote y de cuya muerte se cumple un año,* 07 de febrero de 2021, [en línea], <https://www.bbc.com/mundo/noticias-internacional-51371640>, [consulta: 21, mayo de 2021].

el coronavirus 2019 (COVID-19) era una pandemia, en ese momento estaba presente en 114 países. El 30 de enero se declara emergencia de salud pública

En México el primer caso se conoció el 27 de febrero de 2020 en la Ciudad de México, una persona que había viajado a Italia, el segundo caso en Sinaloa y el tercero en la Ciudad de México. El primer fallecimiento ocurrió el 18 de marzo por lo que se implementó la Jornada Nacional *Su Sana Distancia,* se expresó entonces que era una situación temporal y que "acabaría pronto si todos ponemos de nuestra parte", más adelante se establece el programa *Quédate en casa.*

El 24 de marzo comenzó la fase 2 por coronavirus COVID-19 con una duración de 30 días, incluyó la contratación de profesionales de la salud, disponibilidad de la infraestructura hospitalaria e insumos, así como recursos financieros y fortalecer el distanciamiento social, se suspenden las clases del 23 de marzo al 19 de abril.[2]

En el Diario Oficial se publica el 30 de marzo el *Acuerdo por el que se declara como emergencia sanitaria por causa de fuerza mayor, a la epidemia de enfermedad generada por el virus SARS-CoV2 (COVID-19).*[3] Se señala que es competencia de la Secretaría de Salud establecer todas las acciones que resulten necesarias para la atención de la emergencia. El acuerdo tendría vigencia al 30 de abril de 2020. Con el acuerdo del 31 de marzo, de inmediato se dio la suspensión de actividades no esenciales, resguardo en domicilios sobre todo para grupos vulnerables.[4]

---

2 SECRETARÍA DE SALUD, Prensa, *095. Inicia fase 2 por coronavirus Covid-19,* 24 de marzo de 2020, [en línea], <https://www.gob.mx/salud/prensa/095-inicia-fase-2-por-coronavirus-covid-19>, [consulta: 11, octubre de 2022].

3 DIARIO OFICIAL DE LA FEDERACIÓN, 30 de marzo de 2020, [en línea], <https://www.dof.gob.mx/nota_detalle.php?codigo=5590745&fecha=30/03/2020#gsc.tab=0>, [consulta: 11, octubre de 2022].

4 DIARIO OFICIAL DE LA FEDERACIÓN, *Acuerdo por el que se establecen acciones extraordinarias para atender la emergencia sanitaria generada por el virus SARS-CoV2,* 31 de marzo de 2020, [en línea], <https://www.dof.gob.mx/nota_detalle.php?codigo=5590914&fecha=31/03/2020#gsc.tab=0>, [consulta: 11, octubre de 2022].

La fase 3 se anuncia el 21 de abril, el Consejo de Salubridad General aprueba diversas acciones entre ellas la extensión de la jornada nacional de sana distancia hasta el 30 de mayo.[5]

En mayo la Secretaría de la Defensa Nacional establece el Plan DN-III con el lema *Es por ti. Por tu familia y por México.*[6]

El Programa Gradual hacia la Nueva Normalidad en la Ciudad de México se establece el 20 de mayo. El primero de junio comienza a operar el semáforo epidemiológico de la forma siguiente:[7]

- Rojo: labores esenciales, minería, construcción, fabricación de equipo de transporte.

  Ocupación mayor a 65%.

  Dos semanas de incremento estable.
- Naranja: actividades no esenciales

  Ocupación menor a 65 %

  Dos semanas de tendencia a la baja.
- Amarillo: actividades esenciales y no espacio abierto, restricciones a menores y mayores.

  Cines, restaurantes, teatros con ocupación menor a 50%.

  Dos semanas de tendencia a la baja.
- Verde: no restricciones

  Ocupación menor al 50%.

  Al menos un mes con ocupación baja estable.

---

5 Secretaría de Salud, Prensa, 110, *Inicia la fase 3 por COVID-19,* 21 de abril de 2020, [en línea], <https://www.gob.mx/salud/prensa/110-inicia-la-fase-3-por-covid-19>, consulta: 11, octubre de 2022].

6 Flores Reyes, Maira Ivonne, *Plan DN-III-E en tiempos de Covid-19,* 28 de enero de 2021, [en línea], <http://www.trcimplan.gob.mx/blog/plan-dn-iii-en-tiempos-de-covid19-enero-2021.html>, [consulta: 11, octubre de 2022].

7 Gobierno de la Ciudad de México, "Plan Gradual hacia la Nueva Normalidad y Semáforo Epidemiológico", en *Informe de Gobierno,* [en línea], <https://informedegobierno.cdmx.gob.mx/acciones/plan-gradual-hacia-la-nueva-normalidad-y-semaforo-epidemiologico/>, [consulta: 11, octubre de 2022].

La cronología del semáforo epidemiológico en la Ciudad de México se da en la siguiente forma:

- Semáforo rojo 01 junio al 28 de junio del 2020
- Semáforo naranja 29 junio al 18 de diciembre del 2020
- Semáforo rojo 19 diciembre 2020 al 1 febrero 2021
- Semáforo naranja 15 febrero a 09 de mayo de 2021
- Semáforo amarillo 10 de mayo a junio de 2021

II. PROGRAMA "QUÉDATE EN CASA"

El programa "Quédate en Casa" tuvo la finalidad de que las personas no salieran de sus hogares, pero la realidad es que se generaron otros efectos en las familias, se hizo visible la gran desigualdad social que hay en el país, principalmente en relación a las características de las viviendas, poder cumplir las medidas sanitarias y de higiene, la distribución de los espacios, los recursos económicos, el cuidado de adultos mayores y menores, la situación de la educación, tener o no electricidad, computadora, internet, fue un cambio total en la vida cotidiana porque de un momento a otro se tuvo una convivencia obligatoria las 24 horas del día.

Significó también que no se separan las labores hogareñas, las actividades personales, las profesionales, no se identifica los días de la semana, de descanso, todos los días son iguales y esto provocó altos niveles de estrés, angustia, depresión e incertidumbre.

En el hogar inician las dificultades, quizás intrascendentes para otro momento pero que en contexto de pandemia tomaron especial relevancia, algo tan trivial como el uso de la computadora se transforma en un problema si varios miembros de la familia requieren conectarse por motivos de educación, laborales o de recreación. Se da una confusión entre actividades domésticas, laborales o personales, se reduce la posibilidad de tener privacidad, el hogar que debe brindar seguridad y tranquilidad se convierte en un lugar de conflictos. Se requiere entonces de toda una estrategia dentro de la familia para lograr conciliar los diversos intereses, en especial en los procesos de actividades personales, educativas, laborales, de alimentación y recreación. El hogar es ahora peligroso, el agresor está en casa todo el tiempo; recordemos que, en la violencia doméstica, en la mayoría de los casos hay un vínculo con la víctima y generalmente las lesiones en niñas son provocadas por algún familiar cercano.

Al permanecer en el hogar hay una confusión, una combinación de actividades, que antes estaban perfectamente delimitadas: las familiares, las laborales, de distracción, de ocio, de convivencia. Esta situación afectó en mayor grado a las mujeres, en razón de que ellas dedican 39 horas a la semana a labores en el hogar mientras que los hombres solo 3. Efecto de la convivencia permanente las mujeres tienen cuatro o cinco jornadas: como madre, como hija, como esposa, como ama de casa, como trabajadora remunerada. Marilú Razo, Directora de un Refugio en la Ciudad de México, declaró que: "se refuerzan los estereotipos de las labores del hogar y se pone a las mujeres en un lugar de servicio obligatorio, cualquier cosa que no sale como los agresores están esperando se vuelve un pretexto para la violencia".[8]

El presidente López Obrador reforzó la situación inequitativa al responsabilizar a las hijas de las personas adultas mayores porque esa "es la costumbre nacional... los hombres somos más desprendidos".[9]

Las mujeres son tradicionalmente cuidadoras, así por ejemplo cuando un familiar que esté hospitalizado por algún tratamiento, al darlo de alta con frecuencia la indicación es "15 días de reposo absoluto en casa", hecho que se considera responsabilidad de las mujeres, no se piensa en otra opción.

De acuerdo con ONU Mujeres, para noviembre 2020 se incrementó en 16 países, incluido México, el número de horas a la semana que

---

8 Barragán Almudena, Rodríguez, Darinka, *Las llamadas por violencia de género en México aumentan 60% durante la cuarentena,* [en línea], <https://verne.elpais.com/verne/2020/04/02/mexico/1585780887_471083.html>, [consulta: 19, abril de 2021].

9 Morales, Alberto, *En México, las hijas cuidan de los padres: AMLO,* [en línea], <https://www.eluniversal.com.mx/nacion/la-tradicion-en-mexico-es-que-las-hijas-cuidan-los-padres-amlo>, [consulta: 20, abril de 2021].

dedican las mujeres al cuidado de los hijos, pasó de 26 a 30.9 horas (aumento de 4.9 horas).[10]

Otros efectos del programa "Quédate en casa" fueron los cambios de rutina, el aislamiento, hacinamiento, estrés, miedo, ansiedad, en algunos casos los jóvenes tuvieron que dejar de estudiar para tratar de ayudar económicamente a sus padres, sobre todo si eran adultos mayores, hubo un incremento de la agresividad, problemas con los vecinos, depresión, los menores pasaban mayor tiempo frente a la televisión, los teléfonos, las computadoras, las *tablets*, falta de sueño, dietas no saludables, falta de ejercicio y en especial la falta de socialización.

Para tratar de evitar problemas de agresividad, las Alcaldías en la Ciudad de México limitaron la venta de bebidas alcohólicas, en algunos casos los fines de semana y en otros durante toda la semana, la prohibición inicio en Cuajimalpa, posteriormente se sumaron Milpa Alta, Xochimilco, Gustavo A. Madero, Coyoacán, Miguel Hidalgo, Magdalena Contreras y Álvaro Obregón.

El alcohol es un modo de destrucción y alienación que provoca comportamientos violentos, Santiago Genovés expone que su consumo se debe por estar descontento con la vida, con frustraciones de diversa naturaleza: económica, política o familia, sin embargo, los efectos siempre recaen en los familiares cercanos.[11]

La vida cotidiana ante la pandemia cambio radicalmente, se modificó de manera importante el entorno social y familiar. La seguridad, tranquilidad, tolerancia, el respeto, la responsabilidad, los vínculos afectivos y emocionales se trastocaron en la familia, al quedar limitadas sus actividades y rutinas habituales. Se provocaron variados efectos negativos principalmente en la niñez y en los adultos mayores en donde se manifestaron las grandes desigualdades.

---

10 S/A, *Reporte Mujeres a un año de la COVID-19*, febrero 2021, Consejo Ciudadano para la Seguridad y Justicia de la Ciudad de México, [en línea], <https://consejociudadanomx.org/media/attachments/2021/03/03/estudio_mujeresok_compressed.pdf>, [consulta: 18, mayo de 2021].

11 *Cfr.* GENOVÉS, Santiago, *Expedición a la* Violencia, México, UNAM-FCE, Colección Popular 453, 1993, pp. 262-263.

III. FAMILIA

La medida preventiva de "Quedarse en casa" fue determinante para tratar de controlar la Pandemia, todos los países la implementaron de inmediato, sin imaginar los efectos negativos que se dieron en los núcleos familiares.

La socialización primaria de los nuevos integrantes de la sociedad es responsabilidad de la familia, en el proceso influyen factores internos como son: estar organizada o no, integrada o desintegrada, si los integrantes padres e hijos se agreden física, sexual, económica o psicológicamente. Las relaciones interfamiliares adecuadas son de vital importancia, para ello es necesario que cada uno cumpla adecuadamente su rol para que la integración sea exitosa.

Los hijos aprenden de los padres, por medio del ejemplo, por imitación. Fernando Savater expone: "los niños siempre han pasado mucho más tiempo fuera de la escuela que dentro, sobre todo en sus primeros años. Antes de ponerse en contacto con sus maestros ya han experimentado ampliamente la influencia educativa de su entorno familiar y de su medio social".[12]

En el mismo sentido se expresa Santiago Genovés al afirmar que "el niño imita lo que ve. Si en televisión ve violencia, la imitará. Si lo que ve es juego alegre, no violento, lo imitará...la violencia es la derrota de la cultura, hay un binomio inseparable entre los hombres y la cultura que permite la cooperación y el progreso".[13] No acepta la postura de que el ser humano es agresivo por naturaleza, la violencia, sostiene con vehemencia, es un comportamiento aprendido, la educación, tradiciones la determinan, todo es externo.

La familia es la institución más antigua, en las sociedades primitivas fue la única, afirma Talcott Parsons.[14] Es el grupo primario por excelencia, responsable de la sustitución de los miembros de la sociedad, principio y base de la continuidad social, así como de su in-

---

12 SAVATER, Fernando, *El valor de educar,* 15ª reimp., México, 2003, p. 55.

13 GENOVÉS, Santiago, *Óp. cit.*, p. 148.

14 PARSONS, Talcott en GILBERT CEBALLOS, Jorge, *Introducción a la Sociología,* Chile, LOM ediciones, 1997, p. 136.

tegración por medio de la socialización primaria. Es lazo emocional fundamental, otorga sentimiento de pertenencia mediante las tradiciones y roles familiares, trasmite confianza y seguridad.

Juan Jacobo Rousseau expone: "La sociedad más antigua de todas, y la única natural, es la de la familia; y aún en esta sociedad los hijos sólo permanecen unidos a su padre el tiempo que le necesitan para su conservación. Desde el momento en que cesa esta necesidad, el vínculo natural se disuelve. Los hijos, libres de la obediencia que debían al padre, y el padre, exento de los cuidados que debía a los hijos, recobran ambos su independencia. Si continúan unidos ya no es por naturaleza, sino por voluntad; y la familia misma no se mantienen, sino por convención".[15]

La familia para Alfredo Poviña, es un grupo social primario que reúne a individuos que llevan funciones diferentes y que tienen jerarquía distinta, y que se hallan unidos entre sí por vínculos de parentesco, ya sea de consanguinidad, ya sea de afinidad. Es el grupo que permite la continuidad de la vida social. Allí es donde se funden, donde se unen las generaciones sociales. En ella es donde el hijo aprende estimar al padre, y donde el hombre adulto sabe respetar al viejo. Allí se realiza, entonces, el principio fundamental del grupo que es la continuidad.[16]

La familia es una institución —la primera de las instituciones— y el matrimonio es el acto de su fundación por medio de un contrato. Expresa Georges Renard, si bien se trate de un contrato que, celebrado libremente, está regido por normas que no son elaborados por los contrayentes, sino que son impuestas por la ley, y que tienen además la particularidad de producir múltiples efectos respecto de terceros, sobre todo respecto de los hijos.[17]

---

15 ROUSSEAU, Juan Jacobo, *El Contrato Social,* Sexta edición, México, Porrúa, 2019, p. 5.

16 POVIÑA, Alfredo, *Tratado de Sociología,* 6ª ed., Buenos Aires, Astrea, 1985, p. 351.

17 RENARD, Georges en RECASENS SICHES, Luis, *Sociología,* 32ª ed., México, Editorial Porrúa, 2008, p. 472-473.

Augusto Comte explica que la familia es la verdadera unidad social y de ella nace directamente la sociedad. Es un grupo pequeño que está unido naturalmente por el afecto y que lleva en sí la facultad de perpetuarse. La familia en términos de Claude Lévi- Strauss, es la estructura fundante de la sociedad, sirve para designar a un grupo social.[18]

Emilio Lamo de Espinosa la define como un grupo social que se constituye por personas vinculadas por la sangre, el matrimonio o la adopción.[19]

Anthony Giddens expone que la familia "es un grupo de personas directamente ligadas por nexos de parentesco cuyos miembros adultos asumen la responsabilidad del cuidado de los hijos". Actualmente se han dado cambios como son: la influencia del parentesco disminuye, libre elección del cónyuge, mayor participación de la mujer en las decisiones familiares, mayor nivel de libertad sexual, una ampliación de los Derechos del Niño.[20]

La familia para Luis Recasens Siches "constituye el caso por excelencia de formación o grupo social suscitado por la naturaleza, por los hechos de la generación y las subsecuentes de ésta...hay que darse cuenta claramente que la familia constituye una institución creada y configurada por la cultura".[21] Es una institución que se determina por el entorno social, cada sociedad tiene una forma de integración diferente, los roles se manifiestan de manera distinta pero las funciones permanecen, se adapta siempre ante las distintas realidades sociales.

El doctor Julián Güitrón Fuentevilla, en su Proyecto de Código Familiar Tipo para los Estados Unidos Mexicanos formula:[22]

---

18 Lévi-Strauss, Claude en Baca Olamendi, Laura, *et. al.*, *Léxico de la Política*, México, Fondo de Cultura Económica, 2000, p. 233.

19 Giner, Salvador, Lamo de Espinoza, Emilio, Torres, Cristóbal, eds., *Diccionario de sociología*, España, Alianza Editorial, 2001, p. 293.

20 Giddens, Anthony, *Sociología*, España, Alianza Editorial, 2000, p. 190.

21 Recasens Siches, Luis, *Sociología, óp. cit.*, p. 466.

22 Güitrón Fuentevilla, Julián, *Proyecto de Código Familiar Tipo para los Estados Unidos Mexicanos*, México, Porrúa, 2004, p. 45.

> Artículo 1. La familia es una institución social, permanente, compuesta por un conjunto de personas unidas por el acto jurídico solemne del matrimonio o por el hecho jurídico del concubinato, por el parentesco de consanguinidad, adopción plena o afinidad, que habitan bajo el mismo techo.
>
> Artículo 2. Se reconoce a la familia como el fundamento primordial de la sociedad y el Estado. Las leyes de la entidad, protegerán la organización, el desarrollo de la familia y el respeto a su intimidad y dignidad.
>
> Artículo 5. La familia tendrá como función, la convivencia de sus miembros por medio de la permanencia y estabilidad de sus relaciones, permitiendo satisfacer las necesidades de subsistencia y defensa. Procurando salvaguardar los intereses de los más débiles, que por su situación particular, requieran mayor auxilio.

La familia es la base de los individuos y de la sociedad, en ella se aprende a resolver conflictos, a comprender y respetar a los otros, a fortalecer la autoestima y en especial rechazar todas las manifestaciones de la violencia tanto de los propios integrantes como de los otros.

La permanencia en el hogar afectó de manera importante las relaciones interpersonales, disminuyó la tolerancia y se incrementaron los impulsos agresivos, así como la incapacidad de resolver mediante la conciliación los problemas entre los integrantes de la familia dándose daños físicos, emocionales y psíquicos con frecuencia permanentes.

IV. VIOLENCIA

La Organización Mundial de la Salud define a la violencia como el uso intencional de la fuerza física, amenazas contra uno mismo, otra persona, un grupo o una comunidad que tiene como consecuencia o es muy probable que tenga como consecuencia un traumatismo, daños psicológicos, problemas de desarrollo o la muerte.[23]

---

23 ORGANIZACIÓN MUNDIAL DE LA SALUD, *Temas de salud. Violencia,* [en línea], <https://www.who.int/topics/violence/es/#:~:text=La%20violencia%20es%20el%20uso,de%20desarrollo%20o%20la%20muerte>, [consulta: 19, abril de 2021].

Jean-Marie Domenach entiende como violencia el uso de una fuerza abierta o escondida con el fin de obtener de un individuo o un grupo eso que ellos no quieren consentir libremente.[24]

Para Pierre Bourdieu la violencia simbólica es la aceptación, la internalización por parte del dominado, de los esquemas de pensamiento y valoración del dominante, haciendo precisamente invisible la relación de dominación.[25]

En la obra "Las estructuras elementales de la violencia" explica Rita Laura Segato que la estructura patriarcal es el origen de la violencia de género ya sean ataques físicos, sexuales o emocionales, o moral cuando la víctima interioriza y acepta la dominación.[26]

Agustín Martínez Pacheco en el artículo "La violencia. Conceptualización y elementos para su estudio" expone cuatro campos de análisis sobre la violencia:[27]

1) **Causalidad:** la violencia es multicausal, circunstancia muy importante, al tratar de definirla, hay variados factores sociales que intervienen, por ejemplo: el lenguaje, el racismo, la discriminación, la dominación, el control social, los medios de comunicación, la economía, la familia, la pobreza, el alcoholismo, la drogadicción.

2) **Formas, características y dinámicas:** el estudio de la violencia debe hacerse necesariamente tomando como punto de partida el contexto social, puesto que determina las opciones, oportunidades o limitaciones que tienen los individuos.

   La violencia puede tomar distintas formas como son: patrimonial, económica, sexual, psicológica, física, emocional, contra

---

24 Blair Trujillo, Elsa, *Aproximación teórica al concepto de violencia: avatares de una definición,* Núm. 32, México, UAM Xochimilco, Política y Cultura, 2009, p. 9-33.

25 Bourdieu, Pierre en Martínez Pacheco, Agustín, *La violencia. Conceptualización y elementos para su* estudio, Núm. 46, México, UAM Xochimilco, Política y Cultura, 2016, p. 4.

26 Segato, Rita Laura, *Las estructuras elementales de la violencia,* Buenos Aires, Universidad Nacional de Quilmes, 2003, p. 7-31.

27 Martínez Pacheco, Agustín, *Óp. cit.*, p. 18-24.

los derechos reproductivos. Martínez afirma que en la violencia se requiere un aprendizaje, en la mayoría de los casos es interno en la familia, se ve y se imita. Puede ser en forma externa como lo son medios de comunicación, televisión, cine, redes sociales.

3) **Consecuencias:** los efectos pueden ser inmediatos, por ejemplo, en agresiones físicas, son directos pero también afecta a la sociedad, provoca anomia impacta a la estructura social. La ausencia de normas destruye tanto lo individual como lo social tanto a mediano como a largo plazo como lo son los problemas de género.

4) **Valorativo**: se trata de justificar y legitimar la violencia en especial desde la división inicial de lo bueno y lo malo desde esta perspectiva se puede llegar a normalizar la violencia.

El Consejo Nacional de Población expone que la violencia familiar es un fenómeno social y se define como el uso intencionado y repetido de la fuerza física o psicológica para controlar, manipular o atentar contra de algún integrante de la familia.

En relación a la violencia, la Ley de Acceso de las Mujeres a una Vida Libre de Violencia en el Artículo sexto establece:

> Artículo 6. Los tipos de Violencia contra las Mujeres son:
> I. La violencia psicológica. Es cualquier acto u omisión que dañe la estabilidad psicológica, que puede consistir en: negligencia, abandono, descuido reiterado, celotipia, insultos, humillaciones, devaluación, marginación, indiferencia, infidelidad, comparaciones destructivas, rechazo, restricción a la autodeterminación y amenazas, las cuales conllevan a la víctima a la depresión, al aislamiento, a la devaluación de su autoestima e incluso al suicidio;
> II. La violencia física. Es cualquier acto que inflige daño no accidental, usando la fuerza física o algún tipo de arma u objeto que pueda provocar o no lesiones ya sean internas, externas, o ambas;
> III. La violencia patrimonial. Es cualquier acto u omisión que afecta la supervivencia de la víctima. Se manifiesta en: la transformación, sustracción, destrucción, retención o distracción de objetos, documentos personales, bienes y valores, derechos patrimoniales o recursos económicos destinados a satisfacer sus necesidades y puede abarcar los daños a los bienes comunes o propios de la víctima;
> IV. Violencia económica. Es toda acción u omisión del Agresor que afecta la supervivencia económica de la víctima. Se manifiesta a través de limitaciones encaminadas a controlar el ingreso de sus percepcio-

> nes económicas, así como la percepción de un salario menor por igual trabajo, dentro de un mismo centro laboral;
> V. La violencia sexual. Es cualquier acto que degrada o daña el cuerpo y/o la sexualidad de la Víctima y que por tanto atenta contra su libertad, dignidad e integridad física. Es una expresión de abuso de poder que implica la supremacía masculina sobre la mujer, al denigrarla y concebirla como objeto, y
> VI. Cualesquiera otras formas análogas que lesionen o sean susceptibles de dañar la dignidad, integridad o libertad de las mujeres.

Por otra parte, el Código Penal para la Ciudad de México señala:

> Artículo 201. Para los efectos del presente capítulo se entiende por:
> I. Violencia física: A todo acto doloso en el que se utilice alguna parte del cuerpo, algún objeto, arma o sustancia para sujetar, inmovilizar o causar daño a la integridad física del otro;
> II. Violencia psicoemocional: A toda acción u omisión que puede consistir en prohibiciones, coacciones, condicionamientos, intimidaciones, insultos, amenazas, celotipia, desdén, indiferencia, descuido reiterado, chantaje, humillaciones, comparaciones destructivas, abandono o actitudes devaluatorias, entre otras, que provoquen en quien las recibe alteración autocognitiva y autovalorativa que integran su autoestima o alteraciones en alguna esfera o área de la estructura psíquica de la persona;
> III. Violencia Patrimonial: A todo acto u omisión que ocasiona daño ya sea de manera directa o indirecta, a los bienes muebles o inmuebles, en menoscabo de su patrimonio; también puede consistir en la perturbación a la posesión, a la propiedad, la sustracción, destrucción, menoscabo, desaparición, ocultamiento o retención de objetos, documentos personales, bienes o valores, derechos patrimoniales o recursos económicos;
> IV. Violencia Sexual: A toda acción u omisión que amenaza, pone en riesgo o lesiona la libertad, seguridad, integridad y desarrollo psicosexual de cualquier persona;
> V. Violencia Económica: A toda acción u omisión que afecta la economía del sujeto pasivo, a través de limitaciones encaminadas a controlar el ingreso de sus percepciones económicas y puede consistir en la restricción o limitación de los recursos económicos, y
> VI. Violencia contra los derechos reproductivos: A toda acción u omisión que limite o vulnere el derecho de las mujeres a decidir libre y voluntariamente sobre su función reproductiva, en relación con el número y espaciamiento de los hijos, acceso a métodos anticonceptivos de su elección, acceso a una maternidad elegida y segura, así como el acceso a servicios de aborto seguro en el marco previsto en los ordenamientos relativos para la interrupción legal del embarazo, a servicios de atención prenatal, así como a servicios obstétricos de emergencia.

Mientras que la Ley de los Derechos de Niñas Niños y Adolescentes de la Ciudad de México, refiere:

> Artículo 4. Para los efectos de esta Ley, se entenderá por:
>
> ...
>
> XXXVIII. Violencia Física: Todo acto de agresión que cause daño a la integridad física de las niñas, niños y adolescentes.
>
> XXXIX. Violencia Psicoemocional: Los actos u omisiones cuyas formas de expresión pueden ser silencios, prohibiciones, coacciones, condicionamientos, intimidaciones, amenazas, insultos, actitudes de descuido, devaluatorias o de abandono que provoquen en la niña, niño o adolescente daño en cualquiera de sus esferas cognoscitiva, conductual, afectiva y social.

La forma más extrema de violencia hacia la mujer es el feminicidio, al respecto el Código Penal Federal establece:

> Artículo 325. Comete el delito de feminicidio quien prive de la vida a una mujer por razones de género. Se considera que existen razones de género cuando concurra alguna de las siguientes circunstancias:
>
> I. La víctima presente signos de violencia sexual de cualquier tipo;
>
> II. A la víctima se le hayan infligido lesiones o mutilaciones infamantes o degradantes, previas o posteriores a la privación de la vida o actos de necrofilia;
>
> III. Existan antecedentes o datos de cualquier tipo de violencia en el ámbito familiar, laboral o escolar, del sujeto activo en contra de la víctima;
>
> IV. Haya existido entre el activo y la víctima una relación sentimental, afectiva o de confianza;
>
> V. Existan datos que establezcan que hubo amenazas relacionadas con el hecho delictuoso, acoso o lesiones del sujeto activo en contra de la víctima;
>
> VI. La víctima haya sido incomunicada, cualquiera que sea el tiempo previo a la privación de la vida;
>
> VII. El cuerpo de la víctima sea expuesto o exhibido en un lugar público.
>
> A quien cometa el delito de feminicidio se le impondrán de cuarenta a sesenta años de prisión y de quinientos a mil días multa.
>
> Además de las sanciones descritas en el presente artículo, el sujeto activo perderá todos los derechos con relación a la víctima, incluidos los de carácter sucesorio.
>
> En caso de que no se acredite el feminicidio, se aplicarán las reglas del homicidio.
>
> Al servidor público que retarde o entorpezca maliciosamente o por negligencia la procuración o administración de justicia se le impondrá pena de prisión de tres a ocho años y de quinientos a mil quinientos

> días multa, además será destituido e inhabilitado de tres a diez años para desempeñar otro empleo, cargo o comisión públicos.

La Organización de las Naciones Unidas establece que todo acto de violencia de género que resulte o pueda tener como resultado un daño físico, sexual o psicológico para la mujer, inclusive las amenazas de tales actos, la coacción o la privación arbitraria de libertad, tanto si se produce en la vida pública como la privada.[28]

La Convención Interamericana para Prevenir, Sancionar y Erradicar la Violencia contra la Mujer "Convención de Belem Do Pará" de 1994, establece:

> Artículo 1. Para los efectos de esta Convención debe entenderse por violencia contra la mujer cualquier acción o conducta basada en su género, que cause muerte, daño o sufrimiento físico, sexual o psicológico a la mujer, tanto en el ámbito público como en el privado.
>
> Artículo 2. Se entenderá que violencia contra la mujer incluye la violencia física, sexual y psicológica.
> a) que tenga lugar dentro de la familia o unidad doméstica o en cualquier otra relación interpersonal, ya sea que el agresor comparta o haya compartido el mismo domicilio que la mujer y que comprende, entre otros, violación mal. Trato y abuso sexual;
> b) que tenga lugar en la comunidad y sea perpetrada por cualquier persona y que comprende, entre otros, violación, abuso sexual, tortura, trata de personas, prostitución forzada, secuestro y acoso sexual en el lugar de trabajo, así como instituciones educativas, establecimientos de salud o cualquier otro lugar, y
> c) que sea perpetrada o tolerada por el estado o sus agentes dondequiera que ocurra.

Santiago Genovés establece que cuando una agresión es física se reconoce como violencia, señala así mismo que el machismo es causa y sin razón de mucha agresión y violencia interpersonal entre hombres y mujeres.[29]

---

28 Organización Mundial de la Salud, *Temas de Salud. Violencia contra la mujer*, [en línea], <https://www.who.int/topics/gender_based_violence/es/#:~:text=Las%20Naciones%20Unidas%20definen%20la,producen%20en%20la%20vida%20p%C3%BAblica>, [consulta: 19, abril de 2021].

29 *Cfr.* Genovés, Santiago, *óp. cit.*, p. 153-155.

Permanecer en casa provocó un incremento en la violencia familiar. El hogar se convierte en peligroso e inseguro sobre todo para las mujeres y los menores. La Organización de las Naciones Unidas apunta que el 70% de las mujeres sufre algún tipo de violencia al menos una vez en su vida. El 21% de las muertes de mujeres en el mundo son por homicidios que comete el esposo, novio, pareja o familiares.[30]

La violencia en el hogar, en muchos casos ya no fue psico-emocional, sexual, física o económica, sino que se dio en otras formas, quizás más sutiles, como limitar los alimentos, no hablar, quitar la posibilidad de comunicación con el exterior, entre otros.

Laura Ruvalcaba, Presidenta de BRAIN, Agencia de Inteligencia de Mercados en México y América Latina, informó que en México, el 16% de las mujeres reporta haber sufrido acoso sexual, el doble del promedio internacional por lo que el país se ubica en el segundo lugar entre 33 países en los que se realizó el estudio.[31]

Wendy Figueroa, Directora de la Red Nacional de Refugios, expresó: "La violencia contra las mujeres no está en cuarentena, por ello es prioritario cubrir las necesidades de los que huyen de la violencia de género. Las llamadas de auxilio se incrementaron en un 60% y las solicitudes de asilo en un 30%".[32]

Sabina Carrillo, Directora de un Refugio del Estado de México, manifestó que "con el tema del COVID el agresor está todo el tiempo en casa". Karen Valdez psicóloga especialista en temas de género refiere "cuando el agresor está en confinamiento con la víctima el

---

30 OBAID, Thoraya Ahmed, *Organismos de las Naciones Unidas avancemos juntos en respuesta a la violencia contra las mujeres*, [en línea], <https://www.un.org/es/chronicle/article/organismos-de-las-naciones-unidas-avancemos-juntos-en-respuesta-la-violencia-contra-las-mujeres>, [consulta: 11, octubre de 2022].

31 REDACCIÓN, *México es el segundo país con mayor acoso sexual a mujeres en estudio de 33 naciones*, 05 de marzo de 2021, [en línea], <https://aristeguinoticias.com/0503/mexico/mexico-es-el-segundo-pais-con-mayor-acoso-sexual-a-mujeres-en-estudio-de-33-naciones-enterate/>, [consulta: 21, abril de 2021].

32 BARRAGÁN, Almudena, RODRÍGUEZ, Darinka, *Óp. cit.*

episodio violento viene más rápido, se acrecientan las emociones, los sentimientos y el enojo".[33]

Es de señalarse, como expresa Nadine Silverman Zylbermann, que las mujeres con frecuencia no denuncian por las siguientes razones:[34]

- 68% piensa que es algo sin importancia.
- 34% afirma que la violencia no le afecta.
- 19% tiene miedo a las consecuencias.
- 11% piensa que no le van a creer.
- 9% no sabe dónde denunciar.

Las dos primeras son alarmantes, las mujeres normalizan la violencia que viven, no pueden identificar la situación de agresividad en que se encuentran y por lo tanto no denuncian.

En abril de 2020, el Consejo Ciudadano de Seguridad y Justicia de la Ciudad de México informó que los reportes por violencia se habían incrementado un 70%, se distribuían de la siguiente manera:[35]

- 66% violencia física.
- 22% violencia psico emocional.
- 5% violencia sexual.
- 3.5% violencia económica.
- 3.5% violencia patrimonial.

---

33 *Ídem.*

34 Redacción, *En México reportan más feminicidios que muertes por coronavirus*, NVY noticias, 16 de agosto 2020, [en línea], <https://www.nvinoticias.com/nota/142948/en-mexico-reportan-mas-feminicidios-que-muertes-de-mujeres-por-coronavirus>, [consulta: 20, abril de 2020].

35 Navarrete, Shelma, *El 66 % de reportes por violencia familiar en la Ciudad de México es por agresiones físicas*, Periódico Expansión, 14 de abril de 2020, [en línea], <https://politica.expansion.mx/cdmx/2020/04/14/el-66-de-reportes-por-violencia-familiar-en-la-cdmx-es-por-agresiones-fisicas, [consulta: 20, abril de 2021].

De lo anterior, se hace notar que se indica que probablemente hay una cifra negra de entre el 80 y el 85%.

Los pronósticos a nivel mundial son de un incremento de 15 millones adicionales de casos de violencia por cada 3 meses de confinamiento.

La Secretaría de Gobernación y Consejo Ciudadano para la Seguridad y Justicia de la Ciudad de México, señala que 3 de cada 10 mujeres han sido víctimas de violencia física, 9 de cada 10 personas violentadas son mujeres,[36] indicando que sólo uno de cada diez es hombre. Se reportó que en el periodo enero-junio de 2020 se realizaron 131 mil 224 llamadas de violencia contra las mujeres al 911.

El Secretariado Ejecutivo del Sistema Nacional de Seguridad Pública (SESNNSP) reportó que entre mayo y junio de 2020 las denuncias se incrementaron un 17.6% y los feminicidios un 6.9, para septiembre del 2020 actualizó las cifras: 20 mil 087 denuncias por violencia familiar, la segunda cifra más alta del año, la primera fue en marzo, con un crecimiento del 2.7% con respecto al 2019.[37] En el trimestre enero-marzo de 2021, el organismo refiere que 481 mil 504 mujeres fueron víctimas de algún delito. El Informe hace énfasis en la situación de violencia familiar, se destaca que en comparación a otros años y relación al primer trimestre de 2021 se presentaron los siguientes casos de violencia familiar:

---

36 MONROY, Jorge, *Segob: violencia intrafamiliar aumentó 120% desde la emergencia del Covid-19*, Periódico El Economista, 16 de abril de 2020, [en línea], https://www.eleconomista.com.mx/politica/Segob-violencia-intrafamiliar-aumento-120-desde-la-emergencia-del-Covid-19-20200416-0111.html, [consulta: 20, octubre 2022].

37 SECRETARIADO EJECUTIVO DEL SISTEMA NACIONAL DE SEGURIDAD PÚBLICA, *Información sobre violencia contra las mujeres. Incidencia delictiva y llamadas de emergencia 9-1-1*, Corte: 31 de marzo 2021, Publicación: 25 de abril 2021, [en línea], <https://drive.google.com/file/d/1IFK_FRGveCmv9eCWSlHJ7s_5u2DHw3N7/view>, [consulta: 18, mayo de 2021].

Primer trimestre	Delitos por violencia familiar
2021	59, 313
2020	54, 150
2019	45, 901
2018	42, 285
2017	38, 378
2016	34, 341
2015	25, 649

De la información anterior, podemos apreciar que la relación entre el periodo de pandemia y el aumento de los delitos por violencia familiar es nítida, en los últimos 7 años el ascenso de delitos tiene un realce significativo en 2020 y 2021, en los años anteriores el aumento trimestral no excede los 5,000 casos, mientras que de 2019 a 2020 el aumento fue casi de 10 mil. Un aspecto preocupante es el hecho de que desde 2015 a la fecha los meses con mayor número de delitos por violencia familiar se ubican durante periodo de pandemia, sin duda, las medidas preventivas que se implementen por parte de las autoridades para evitar el ascenso en los meses posteriores del año serán clave en la lucha contra la violencia.

El Secretariado destaca que los estados con mayor número de denuncias por delitos de violencia familiar durante el primer trimestre del año son:

- Ciudad de México: 8,183
- Estado de México: 5,835
- Nuevo León: 4,336

Las entidades federativas con mayor incidencia delictiva de violencia familiar tuvieron un aumento de casi el 100% del primer bimestre a marzo de 2021, de los casi 4,500 presuntos delitos contabilizados en la Ciudad de México en enero y febrero, la cifra se elevó a más de 8,000 hasta marzo, en situación similar está Nuevo León, que al primer bimestre del año registró poco más de 2,200 presuntos delitos y para fines de marzo la cifra sobrepasó los 4,300.[38]

Históricamente, hay un aumento del 72.6% de 2015 a 2020, el mes con más denuncias en ese periodo fue octubre de 2020 con 20,589:[39]

Año	Denuncias por violencia familiar
2020	220, 041
2019	210, 188
2018	180, 187
2017	169, 579
2016	153, 893
2015	127, 424

En cuanto a los menores, la Red por los Derechos de la Infancia en México (REDIM) expuso que el 63% de los menores entre 1-14 años han sufrido algún tipo de violencia en el hogar.[40]

Debido a la pandemia por Covid, 2 mil 731 menores perdieron a sus padres. La Directora General del DIF capitalino, Esthela Damián, informó que un poco más de 2 mil menores de edad que perdieron a sus padres, madres o tutores en la Ciudad de México se integrarán a la beca Leona Vicario, es un apoyo económico de 832 pesos mensuales, incluye servicios integrales entre ellos psicológico, odontológico, de recreación y educativo; la prestación se otorgará de manera

38 SECRETARIADO EJECUTIVO DEL SISTEMA NACIONAL DE SEGURIDAD PÚBLICA, *Información sobre violencia contra las mujeres. Incidencia delictiva y llamadas de emergencia 9-1-1*, Corte: 31 de marzo 2021, Publicación: 25 de abril 2021, [en línea], <https://drive.google.com/file/d/1IFK_FRGveCmv9eCWSlHJ7s_5u2DHw3N7/view>, [consulta: 18, mayo de 2021].

39 Ídem.

40 RED POR LOS DERECHOS DE LA INFANCIA EN MÉXICO, *Impacto de la pandemia de Covid-19 en los Derechos de la Infancia en México. Desafíos y Oportunidades*, agosto de 2020, [en línea], <https://issuu.com/infanciacuenta/docs/impacto_de_la_pandemia_de_covid-19_en_los_derechos>, [consulta: 25, octubre de 2022].

permanente hasta cumplir 18 años.[41] Este beneficio es adicional a la beca Benito Juárez que otorga el Gobierno de México, que consiste en una cobertura de 840 pesos mensuales por los 10 meses que dura el ciclo escolar.[42]

En cuanto al feminicidio, la mayor agresión que pueden sufrir las mujeres, la información no coincide, los datos no son uniformes, así de enero a mayo del 2020 fueron asesinadas 1608 mujeres y niñas, sin embargo, sólo 375 se investigaron como feminicidios.[43]

En otro caso se señala que de enero a noviembre del 2020 se dieron 1 mil 440 casos en 10 estados: Aguascalientes, Coahuila, Colima, Chihuahua, Durango, Guanajuato, Jalisco, Michoacán, Nuevo León, Tamaulipas, representaron el 42% nacional, se investigaron 241 como feminicidio.[44]

La Organización Causa en Común A.C, reporta que las entidades con más casos son: Guanajuato, Michoacán, Jalisco, Chihuahua, Guerrero.[45]

Durante los primeros 8 meses de 2020 se registraron 645 víctimas de feminicidio, los estados con más casos son: Estado de México,

---

41 Hernández, Eduardo, *Quedan en orfandad2 mil 731 menores por coronavirus en CDMX*, Periódico El Universal, 27 de noviembre de 2020, [en línea], <https://www.eluniversal.com.mx/metropoli/quedan-en-orfandad-2-mil-731-menores-por-coronavirus-en-cdmx>, [consulta: 25, octubre de 2022].

42 Gobierno de México, *Beca Universal para el Bienestar Benito Juárez de Educación media Superior*, [en línea], < https://www.gob.mx/becasbenitojuarez/articulos/beca-benito-juarez-para-jovenes-de-educacion-media-superior-216589>, [consulta: 25, octubre de 2022].

43 Mesa de Cooperación Internacional para la Igualdad de Género, Cifras Clave. Violencia contra las mujeres y las Niñas, México, ONU Mujeres, [en línea], <http://mcig.mx/violencia-contra-las-mujeres-y-las-ninas/>, [consulta: 30, junio de 2021].

44 Barragán, Daniela, *Violencia contra mujeres sube en estados aliancistas: tienen el 42% de asesinatos en 11 meses de 2020*, [en línea], <https://www.sinembargo.mx/10-01-2021/3919779>, [consulta: 20, abril de 2021].

45 Causa en Común A.C., *Galería del horror: Atrocidades registradas en medios periodísticos durante 2020*, [en línea], <http://causaencomun.org.mx/beta/wp-content/uploads/2021/01/210106_Informe-anual-atrocidades-2020_VF_compressed-1.pdf>, [consulta: 12, octubre de 2022].

Veracruz, Ciudad de México, Nuevo León, Puebla, Jalisco, Morelos, Baja California, Oaxaca y Chihuahua.[46]

El Secretariado Ejecutivo del Sistema Nacional de Seguridad Pública informó de 489 feminicidios al mes de junio, que representa un incremento del 9.2% con respecto al 2019. En el 90% de los casos son cometidos por personas conocidas por la víctima o sus familiares. Para el trimestre enero-marzo de 2021, refiere el siguiente aumento histórico:[47]

Primer trimestre	Feminicidios
2021	234
2020	238
2019	212
2018	202
2017	174
2016	153
2015	93

Los estados con el mayor número de casos son: Estado de México (35), Veracruz (21) y Ciudad de México (18), aunque también destacan Puebla, Nuevo León, Jalisco.[48]

En la Ciudad de México las Alcaldías de: Gustavo A. Madero, Cuauhtémoc, Venustiano Carranza, Iztapalapa, Benito Juárez, Xochimilco, Tlalpan.[49]

De acuerdo al Consejo Ciudadano para la Seguridad y Justicia de la Ciudad de México, en relación a los delitos de Feminicidio y Vio-

46 ORTIZ, Alexis, *Los rostros del feminicidio; Suben 145% en 6 años,* 5 el octubre de 2020, [en línea], <https://www.eluniversal.com.mx/nacion/los-rostros-del-feminicidio-suben-145-en-seis-anos>, [consulta: 20, abril de 2021].

47 SECRETARIADO EJECUTIVO DEL SISTEMA NACIONAL DE SEGURIDAD PÚBLICA, *Óp. cit.*

48 SECRETARIADO EJECUTIVO DEL SISTEMA NACIONAL DE SEGURIDAD PÚBLICA, *Óp. cit.*

49 Ídem.

lación para marzo de 2021, se presentan los siguientes datos a nivel nacional:[50]

- Feminicidios:
  - Del primer trimestre de 2019 al de 2021: aumento del 10%.
  - Del primer trimestre de 2020 al de 2021: decremento de 3%.
- Violaciones:
  - Del primer trimestre de 2019 al primero de 2021: aumento del 12%.
  - Del primer trimestre de 2020 al primero de 2021: aumento del 4%.

El mismo organismo refiere que del primer trimestre de 2019 al primero de 2021 se presentó para la Ciudad de México un aumento del 19% en violaciones y 80% en feminicidios. Mientras que del primer trimestre de 2020 al primero de 2021 se percibió un decremento del 7% en violaciones y 5% en feminicidios.[51]

De las Carpetas de investigación que se abrieron por violencia en la CDMX en el primer trimestre de 2021, 18 corresponden a delito de Feminicidio y 315 por Violación.[52]

---

50 Consejo Ciudadano para la Seguridad y Justicia de la Ciudad de México, *Reporte "Di Sí" mensual sobre la incidencia delictiva en la CDMX y 18 municipios colindantes del Estado de México,* marzo de 2021 con corte al 28 de febrero de 2021, [en línea], <https://consejociudadanomx.org/pdf/rep-marzo-2021/57-disi-fb-mar.pdf>, [consulta: 12, octubre de 2022].

51 Consejo Ciudadano para la Seguridad y Justicia de la Ciudad de México, *Óp. cit.*

52 Consejo Ciudadano para la Seguridad y Justicia de la Ciudad de México, *Reporte Mensual "Di Sí" sobre la incidencia delictiva en la CDMX y 18 municipios colindantes del Estado de México,* Corte: 31 de marzo de 2021, Publicación: abril de 2021, [en línea], <https://consejociudadanomx.org/media/attachments/2021/04/23/disi-abril.pdf>, [consulta: 19, mayo de 2021].

En la media nacional, el Secretariado Ejecutivo del Sistema Nacional de Seguridad Pública refiere el incremento en Feminicidios de la siguiente manera:[53]

Año	Feminicidios
2020	946
2019	944
2018	893
2017	742
2016	605
2015	411

Julia Escalante, Coordinadora Regional del Comité de América Latina y el Caribe para la Defensa de los Derechos de las Mujeres (CLADEM) expresó que "las medidas que el Gobierno supuestamente implementó durante la pandemia no fueron otra cosa que la reinterpretación de las políticas y acciones que ya habían desarrollado. No vemos avances y sí un riesgo y deterioro de las acciones destinadas a erradicar la violencia contra las mujeres".[54]

María de la Luz Estrada, Coordinadora del Observatorio Ciudadano Nacional del Feminicidio (OCNF) advirtió que "…hay unidades y fiscalías especializadas, pero sin personal, ni la experiencia requerida los feminicidios, la desaparición de mujeres y los casos de violencia familiar van en aumento por la falta de voluntad política de las autoridades, la ausencia de una estrategia de prevención…no hemos logrado bajar éste crimen porque las autoridades no pueden acreditar el delito de feminicidio y no se castiga".[55]

Otro efecto importante que poco se considera son los embarazos no deseados, en razón de que las mujeres no pudieron salir de los hogares para adquirir los métodos anticonceptivos necesarios; también

---

[53] SECRETARIADO EJECUTIVO DEL SISTEMA NACIONAL DE SEGURIDAD PÚBLICA, *Óp. cit.*

[54] ORTIZ, Alexis, *Óp. cit.*

[55] ORTIZ, Alexis, *Óp. cit.*

es de considerar el embarazo precoz. En ambos casos las proyecciones son alarmantes.

De acuerdo a ONU México, millones de mujeres a nivel mundial, perdieron el acceso a los servicios sanitarios, principalmente los relativos a planificación familiar. El organismo refiere que cada 3 meses de confinamiento podrían provocar que entre 13 y 44 millones de mujeres no tengan acceso a métodos anticonceptivos.[56]

El Consejo Ciudadano de Seguridad Pública y la Secretaría de Mujeres de la Ciudad de México establecieron la Campaña "No estás sola" simultáneamente a la Jornada de #Sana Distancia, con la frase:

> **"En esta jornada de #SanaDistancia, estamos a un mensaje de ti.**
> **Sí conoces a alguien que sea víctima de #ViolenciaFamiliar o #Violencia de Género, escríbenos de forma confidencial al #ChatDeConfianza de Whatsapp: 55 5533 5533.**
> **A cualquier hora o día, brindamos asesoría legal y psicológica gratis.**
> **#NoEstásSola, ¡te ayudamos en esta contingencia!"**

Se ofreció de igual forma atención integral y de acompañamiento por medio de la línea de Locatel, 55 5658 1111, donde abogados y especialistas podrían apoyar a las mujeres con problemas de violencia.

Durante 2020 y hasta febrero de 2021 el Consejo brindó 22 mil 964 atenciones psicológicas a mujeres a través de la "Línea Mujer y Familia" o el "Chat de Confianza", destaca:[57]

Problemática	Porcentaje %
Rupturas amorosas	12
Problemas familiares	9.8
Ansiedad	9.3

[56] ONU México (@ONUMX), *Millones de mujeres a nivel mundial, perdieron el acceso a los servicios sanitarios, por la pandemia de COVID-19,* 17 de mayo de 2020, 11:54 a.m., [Tweet].

[57] Consejo Ciudadano para la Seguridad y Justicia de la Ciudad de México, *Mujeres a un año de la COVID-19,* febrero 2021, [en línea], <https://consejociudadanomx.org/media/attachments/2021/03/03/estudio_mujeresok_compressed.pdf>, [consulta: 19, mayo de 2021].

Problemática	Porcentaje %
Depresión	8.1
Violencia	7.5

Desde su puesta en marcha, estas líneas tuvieron un aumento inicial del 104%, el punto más alto fue febrero de 2021. El 35.5% de las llamadas al Consejo ocurren entre las 11:00 y 15:00 horas.[58]

Se identificaron algunas razones por las que no se denuncia:

- Miedo: "no sé qué hacer sin él", "me va a lastimar", "me va a quitar a mis hijos".
- Apego emocional: "va a cambiar".
- Apego económico: "yo no trabajo".
- Poca empatía por parte de las autoridades: "no quisieron iniciar mi denuncia".
- Falta de redes de apoyo: "no tengo a dónde ir".

Respecto a los tipos de violencia, se detectó lo siguiente:

Tipo de Violencia	Porcentaje %
Física	66
Emocional	26
Sexual	4
Económica	3
Patrimonial	1

Es primordial destacar que las problemáticas a las que refiere el Consejo tienen la cualidad de ser transversales en el sentido de que alguna de ellas puede implicar a otra u otras, entender los fenómenos de manera integral ayuda a complementar el análisis total, además de que otros elementos, como el hecho de destacar las horas

58 Consejo Ciudadano Para La Seguridad Y Justicia De La Ciudad De México, *Mujeres a un año de la COVID-19, Óp. cit.*

en las que ocurren la mayoría de llamadas al Consejo, ofrecen una visión complementaria de la situación social de las víctimas, principalmente con atención a este último aspecto, el intervalo de horas de mayores llamadas al Consejo, de 11 a 15 horas, coincide con los horarios en los que los trabajadores están en sus jornadas laborales, o bien, las mujeres que no trabajan formalmente, se encuentran llevando a cabo otras actividades, lo que hace concluir que durante ese periodo las parejas no están juntas por lo que se infiere que la posibilidad de buscar ayuda aumenta.

El programa "#Las Lunas" de la Secretaría de las Mujeres de la Ciudad de México, en esta etapa de emergencia sanitaria establecieron la campaña:

> **"¡NO ESTÁS SOLA!**
> **En caso de violencia nosotras**
> **te apoyamos y acompañamos**
> **¡NO DUDES EN LLAMAR!**
> **55 5512 2836 ext.502"**

Entre las campañas que se dieron espontáneamente en las redes sociales, destacó la siguiente:

> **"Si estás atrapada en aislamiento con alguien abusivo,**
> **envíame un mensaje preguntándome si**
> **todavía estoy vendiendo mi**
> **maquillaje, sabré que debo seguir**
> **checando cómo estás.**
> **Pregunta específicamente sobre**
> **mi delineador de ojos y pídeme**
> **que lo envíe a tu dirección.**
> **(incluye tu dirección) y me pondré**
> **en contacto con las autoridades**
> **por ti.**
> **¡Siempre estaré aquí para lo que**
> **necesites!**
> **Chicas, copien, no dejen que**
> **nadie esté sola.**
> **De verdad, hazlo. No estás sola**
> **Amiga".**

La Red Nacional de Refugios, Asociación Civil, estableció la campaña

> **"Aislamiento sin Violencia"**
> **¡No estás sola!**
> **Ante el aislamiento por coronavirus y cualquier situación de violencia de género contáctanos por medio de nuestras redes sociales o línea telefónica.**
> **¡Cuenta con nosotras te brindamos orientación, atención y contención confidencial y especializada!**
>
> **Zona Metropolitana 55 5674 9695** | **Línea Nacional 800 822 4460**
> **24 hora, todo el año**
> **#AislamientoSinViolencia**

Las autoridades —señalaba un anuncio del número de emergencia 911—, tienen la obligación de garantizar a las mujeres el acceso a una vida libre de violencia:[59]

> **"Si has sufrido algún tipo de violencia, comunícate a los teléfonos de atención en todos los estados (se incluía la lista correspondiente) del país 911".**

El Secretariado Ejecutivo del Sistema Nacional de Seguridad Pública, refiere que en el período de enero a marzo de 2021 se incrementaron las llamadas al 911 en comparación con años anteriores, refiere que hay un aumento del 277.9% del primer trimestre de 2016 al primer trimestre de 2021.[60]

Primer trimestre	Llamadas al 911
2021	61, 876
2020	67, 081
2019	42, 896
2018	40, 805

59 CÁMARA DE DIPUTADOS, *Semanario Vesper*, Número 16, 11 al 15 de mayo de 2020, [en línea], < http://www3.diputados.gob.mx/camara/001_diputados/006_centros_de_estudio/05_centro_de_estudios_para_el_logro_de_la_igualdad_de_genero/01b_que_hacemos/00h_semanario_vesper/(offset)/120>, [consulta: 26, octubre 2022].

60 SECRETARIADO EJECUTIVO DEL SISTEMA NACIONAL DE SEGURIDAD PÚBLICA, *Óp. cit.*

Primer trimestre	Llamadas al 911
2017	22, 434
2016	16, 370

Los estados con mayor número de llamadas son:

- Chihuahua: 11,775
- Estado de México: 10,229
- Ciudad de México: 9,250

Año	Llamadas al 911
2020	260, 067
2019	197, 693
2018	172, 210
2017	106, 765
2016	92, 604

Históricamente, hay un aumento del 180.8% de 2016 a 2020, el mes con más llamadas por violencia contra mujeres desde 2016 hasta marzo de 2021 fue marzo de 2020 con 26,171 y en segundo lugar marzo de 2021 con 23,560.

Dentro de los motivos por los que se hicieron llamadas al 911, destacan el abuso sexual, así como el acoso u hostigamiento sexual. 1,256 llamadas fueron por abuso sexual en los primeros 3 meses de 2021, los estados con mayor número de llamadas son:

- Chihuahua: 138.
- Nuevo León: 138.
- Ciudad de México: 129.

Históricamente existe un incremento del 27.4% en llamadas por abuso sexual de 2016 a 2020:

Año	Llamadas al 911 por abuso sexual
2020	5, 003
2019	5, 347
2018	5 078
2017	3, 797
2016	3, 925

Al respecto ONU México refiere que en 6 de cada 10 casos de abuso sexual hacia menores, el agresor es una persona cercana a la familia, como son abuelos, padres, tíos y padrastros.[61]

Durante los 3 primeros meses del año, 2 mil 86 llamadas fueron por acoso u hostigamiento sexual, en el que destacan con mayor número de llamadas los estados de:

- Chihuahua: 236.
- Guanajuato: 231.
- Ciudad de México: 189.

Existe un aumento del 163.4% en llamadas por acoso/hostigamiento sexual de 2016 a 2020:

Año	Llamadas al 911 por acoso/hostigamiento sexual
2020	8, 376
2019	7, 470
2018	6, 058
2017	4, 415
2016	3, 179

61 ONU MÉXICO (@ONUMX), *En 6 de cada 10 casos de abuso sexual hacia menores, el agresor es una persona cercana a la familia, como son abuelos, padres, tíos y padrastros*, 17 de mayo de 2020, 9:54 a.m., [Tweet].

El mes con mayor número de llamadas por acoso/hostigamiento sexual de 2016 a marzo de 2021 fue marzo de 2020, con 1,017, le sigue marzo de 2021 con 876.

En relación a la violencia familiar, el organismo señala que se han recibido 161,422 llamadas a 911 en el primer trimestre de 2021. Se observa un cambio considerable históricamente de 2016 a 2020:

Año	Llamadas al 911 por violencia familiar
2020	689, 388
2019	718, 019
2018	647, 940
2017	689, 885
2016	721, 771

Los estados con mayor número de llamadas al 911 por violencia familiar en el bimestre de enero a marzo de 2021 son:

- Nuevo León: 19,532
- Ciudad de México (que desde 2019 cuenta "violencia de pareja" como "violencia familiar"): 19, 066.
- Guanajuato: 16, 007.

El aumento continuo en llamadas al 911 muestra el fenómeno de violencia sexual y de género a un grado alto primordialmente en el periodo pandémico, el ascenso de los últimos años se mantuvo en 2020 y 2021, se nota también una constante en los estados del norte del país, además de la Ciudad de México y Estado de México que concentran en su conjunto la mayor densidad demográfica el país.

Por otra parte, el Consejo Ciudadano para la Seguridad y Justicia de la Ciudad de México refiere que hasta febrero de 2021 se han recibido 761 reportes de violencia familiar, cifra 12 veces mayor que las atenciones brindadas en 2019 y 6 veces mayor que las brindadas en 2020 en el mismo periodo. De igual manera señala que entre 2020 y hasta febrero de 2021: se brindó atención a 3,669 mujeres víctimas de violencia familiar en 26 estados y el extranjero.

El organismo precisa que en 2020 se iniciaron 22,039 carpetas de investigación por violencia familiar, 4.7% más que en 2019. De las personas agresoras:

- 36% cónyuge
- 23% concubino
- 15% ex pareja

Respecto a los años que las mujeres han sufrido violencia por esposos o parejas:

- De 1 a 7 años: 42%.
- De 8 a 14 años: 9%
- Por más de 15 años: 11%

La violencia de género es aquella que afecta de una u otra manera a las mujeres por el mero hecho de ser mujeres. Es atentar contra la integridad, libertad y dignidad.[62]

Violencia de género es aquella que sufren las mujeres por razones sexistas o basadas en su género, situada en el contexto del patriarcado que sostiene la inferioridad y la subordinación de las mujeres, y que no solo es reproducida por hombres, sino también por algunas mujeres.[63]

Violencia de género es la expresión general empleada para capturar la violencia que se produce como resultado de expectativas normativas en los roles asociados con cada género, junto con las re-

---

[62] SÁNCHEZ DE LOS MONTEROS ARRIAGA, Anel Cecilia, *La violencia de género en México, ¿en qué vamos?*, Volumen 21, Número 4, julio-agosto de 2020, [en línea], <https://www.revista.unam.mx/2020v21n4/la_violencia_de_genero_en_mexico_en_que_vamos/>, [consulta: 30, junio de 2021].

[63] DÍAZ PÉREZ, Guillermina, *La violencia de género en México: reto del gobierno y de la sociedad*, Encrucijada, Revista Electrónica del Centro de Estudios en Administración Pública, FCPyS-UNAM, Núm. 2, mayo agosto, 2009, p. 2., [en línea], < http://revistas.unam.mx/index.php/encrucijada/article/view/58551/51774>, [consulta: 30, junio de 2021].

laciones desiguales de poder entre los dos géneros, en una sociedad específica.[64]

De acuerdo con el Secretariado Ejecutivo del Sistema Nacional de Seguridad Pública de enero a marzo de 2021, en relación a la violencia de género fuera del seno familiar, hay un aumento del 25.5% con respecto al primer trimestre de 2020, mientras que del primer trimestre de 2021 con respecto al de 2015, hay un aumento del 178.2%.[65]

Primer trimestre	Delitos por violencia de género
2021	1,021
2020	813
2019	694
2018	570
2017	584
2016	422
2015	367

Los Estados con mayor número de delitos de violencia de género son:

- Estado de México: 530
- Veracruz: 412
- Guerrero: 54

Históricamente, esté fenómeno se ha presentado de la siguiente manera, en el que hay un aumento del 146.2% de 2015 a 2020, el mes con más denuncias de ese periodo fue septiembre de 2020 con 400:

---

64 S. S. Blomm en Poggi, Francesca, *Sobre el concepto de violencia de género y su relevancia para el derecho*, p. 294, [en línea], <https://www.corteidh.or.cr/tablas/r6522.pdf>, [consulta: 30, junio de 2021].

65 Secretariado Ejecutivo del Sistema Nacional de Seguridad Pública, *Óp. cit.*

Año	Delitos por violencia de género
2020	4, 050
2019	3, 180
2018	2, 255
2017	2, 142
2016	1, 893
2015	1, 645

Ante la problemática de la violencia de género, la Organización de las Naciones Unidas instauro el proyecto ***Spotlight*** a partir del mes de septiembre de 2020, mediante el cual los hoteles de las diferentes ciudades y países recibirían víctimas de violencia familiar, en un principio el proyecto se estableció en 27 países del mundo, incluidos cinco para Latinoamérica, México, Argentina, Honduras, El Salvador y Guatemala.[66]

Para México se destinaron 7 millones de dólares, se utilizarían en las entidades federativas de Chihuahua, Estado de México y Guerrero. Los municipios prioritarios que se incluyeron fueron Chihuahua, Ciudad Juárez, Ecatepec, Naucalpan y Chilpancingo. El programa busca llegar a Veracruz, Puebla, la Ciudad de México y Nuevo León. La primera fase es de cuatro años.[67]

Con base en el panorama anterior, en el que se destacan algunas de las principales problemáticas en torno a la violencia durante el periodo de pandemia en México, podemos concluir que mirar al futuro es fundamental e importante, las mujeres deben tener una existencia libre y segura, dónde cada una decida por sí misma su camino libre de violencia, cada una es responsable, en palabras de Victor Frankl, de darle sentido a su vida.[68] La libertad de decir NO y se respete esa

---

66 ONU MUJERES MÉXICO, *Iniciativa spotlight,* 29 de diciembre de 2019, [en línea], <https://mexico.unwomen.org/es/noticias-y-eventos/articulos/2019/12/spotlight-0>, [consulta: 12, octubre de 2022].

67 *Idem.*

68 FRANKL, Víctor, *El Hombre en busca de sentido,* pp.81-82, [en línea], <https://www.inaes.edu.py/application/files/6515/8516/6361/RESILIENCIA._

decisión, la libertad se aprende ejerciéndola afirma Clara Campoamor.[69]

Si queremos que la realidad se modifique debemos iniciar por transformarnos, la lucha contra la violencia es responsabilidad de todos, de la sociedad al completo, no se debe olvidar que muchos de los comportamientos se aprenden, se imitan, tenemos la responsabilidad de mejorar cada día.

V. CONCLUSIONES

En febrero de 2020 se conoce en México el primer caso de Covid-19, ante la situación de pandemia las autoridades y la sociedad implementaron diversas acciones sanitarias preventivas.

Como efecto de permanecer en casa, todas las actividades se realizan en un mismo espacio, lo que provocó conflictos y violencia entre los miembros de la familia. La violencia se manifestó en diversas formas: física, sexual, emocional, psicológica, patrimonial, económica, derechos reproductivos.

Las instituciones que se ocupan de atender los problemas de violencia informaron que los hechos se incrementaron hasta en un 70%, fundamentalmente hacia las mujeres.

El Secretario Ejecutivo del Sistema Nacional de Seguridad Pública informó que los Estados con mayor número de feminicidios son: Estado de México, Veracruz, Ciudad de México, principalmente en las Alcaldías: Gustavo A. Madero, Cuauhtémoc, Venustiano Carranza, Iztapalapa, Benito Juárez, Xochimilco y Tlalpan.

Se implementaron varias campañas para apoyar a las mujeres víctimas de violencia, se pueden señalar: "No estás sola" "Las Lunas" "Aislamiento sin violencia".

FRANKL_VIKTOR_-1979_-_EL_HOMBRE_EN_BUSCA_DE_SENTIDO.pdf>, [consulta: 25, octubre de 2022].

69 Mujeres en Red, *Discurso de Clara Campoamor en las Cortes el 1 de octubre de 1931*, [en línea], <https://www.mujeresenred.net/spip.php?article768>, [consulta; 25, octubre de 2022].

VI. FUENTES

Bibliografía

BACA OLAMENDI, Laura, *et. al.*, *Léxico de la Política,* México, Fondo de Cultura Económica, 2000.

GENOVÉS, Santiago, *Expedición a la* Violencia, México, UNAM-FCE, Colección Popular 453, 1993.

GIDDENS, Anthony, *Sociología,* España, Alianza Editorial, 2000.

GILBERT CEBALLOS, Jorge, *Introducción a la Sociología,* Chile, LOM ediciones, 1997.

GINER, Salvador, LAMO DE ESPINOZA, Emilio, TORRES, Cristóbal, eds., *Diccionario de sociología,* España, Alianza Editorial, 2001.

GÜITRÓN FUENTEVILLA, Julián, *Proyecto de Código Familiar Tipo para los Estados Unidos Mexicanos,* México, Porrúa, 2004.

POVIÑA, Alfredo, *Tratado de Sociología,* 6ª ed., Buenos Aires, Astrea, 1985.

RECASENS SICHES, Luis, *Sociología,* 32ª ed., México, Editorial Porrúa, 2008.

ROUSSEAU, Juan Jacobo, *El Contrato Social,* Sexta edición, México, Porrúa, 2019.

SAVATER, Fernando, *El valor de educar,* 15ª reimp., México, 2003.

SEGATO, Rita Laura, *Las estructuras elementales de la violencia,* Buenos Aires, Universidad Nacional de Quilmes, 2003.

Hemerografía

BLAIR TRUJILLO, Elsa, *Aproximación teórica al concepto de violencia: avatares de una definición,* Núm. 32, México, UAM Xochimilco, Política y Cultura, 2009.

MARTÍNEZ PACHECO, Agustín, *La violencia. Conceptualización y elementos para su* estudio, Núm. 46, México, UAM Xochimilco, Política y Cultura, 2016.

Electrónicas

BARRAGÁN, Almudena, RODRÍGUEZ, Darinka, *Las llamadas por violencia de género en México aumentan 60% durante la cuarentena,* [en línea], <https://verne.elpais.com/verne/2020/04/02/mexico/1585780887_471083.html>, [consulta: 19, abril de 2021].

BARRAGÁN, Daniela, *Violencia contra mujeres sube en estados aliancistas: tienen el 42% de asesinatos en 11 meses de 2020,* [en línea], <https://www.sinembargo.mx/10-01-2021/3919779, [consulta: 20, abril de 2021].

Cámara de Diputados, *Semanario Vesper*, Número 16, 11 al 15 de mayo de 2020, [en línea], <http://www3.diputados.gob.mx/camara/001_diputados/006_centros_de_estudio/05_centro_de_estudios_para_el_logro_de_la_igualdad_de_genero/01b_que_hacemos/00h_semanario_vesper/(offset)/120>, [consulta: 26, octubre 2022].

Causa en Común A.C., *Galería del horror: Atrocidades registradas en medios periodísticos durante 2020*, [en línea], <http://causaencomun.org.mx/beta/wp-content/uploads/2021/01/210106_Informe-anual-atrocidades-2020_VF_compressed-1.pdf>, [consulta: 12, octubre de 2022].

Consejo Ciudadano para la Seguridad y Justicia de la Ciudad de México, *Reporte Mensual "Di Sí" sobre la incidencia delictiva en la CDMX y 18 municipios colindantes del Estado de México*, Corte: 31 de marzo de 2021, Publicación: abril de 2021, [en línea], <https://consejociudadanomx.org/media/attachments/2021/04/23/disi-abril.pdf>, [consulta: 19, mayo de 2021].

Consejo Ciudadano para la Seguridad y Justicia de la Ciudad de México, *Mujeres a un año de la COVID-19*, febrero 2021, [en línea], <https://consejociudadanomx.org/media/attachments/2021/03/03/estudio_mujeresok_compressed.pdf>, [consulta: 19, mayo de 2021].

Díaz Pérez, Guillermina, *La violencia de género en México: reto del gobierno y de la sociedad*, Encrucijada, Revista Electrónica del Centro de Estudios en Administración Pública, FCPyS-UNAM, Núm. 2, mayo agosto, 2009, p. 2., [en línea], < http://revistas.unam.mx/index.php/encrucijada/article/view/58551/51774>, [consulta: 30, junio de 2021].

Diario Oficial de la Federación, 30 de marzo de 2020, [en línea], <https://www.dof.gob.mx/nota_detalle.php?codigo=5590745&fecha=30/03/2020#gsc.tab=0>, [consulta: 11, octubre de 2022].

Diario Oficial de la Federación, *Acuerdo por el que se establecen acciones extraordinarias para atender la emergencia sanitaria generada por el virus SARS-CoV2*, 31 de marzo de 2020, [en línea], <https://www.dof.gob.mx/nota_detalle.php?codigo=5590914&fecha=31/03/2020#gsc.tab=0>, [consulta: 11, octubre de 2022].

Flores Reyes, Maira Ivonne, *Plan DN-III-E en tiempos de Covid-19*, 28 de enero de 2021, [en línea], <http://www.trcimplan.gob.mx/blog/plan-dn-iii-en-tiempos-de-covid19-enero-2021.html>, [consulta: 11, octubre de 2022].

Frankl, Víctor, *El Hombre en busca de sentido*, pp.81-82, [en línea], <https://www.inaes.edu.py/application/files/6515/8516/6361/RESILIENCIA._FRANKL_VIKTOR_-1979_-_EL_HOMBRE_EN_BUSCA_DE_SENTIDO.pdf>, [consulta: 25, octubre de 2022].

Gobierno de la Ciudad de México, "Plan Gradual hacia la Nueva Normalidad y Semáforo Epidemiológico", en *Informe de Gobierno,* [en línea], <https://informedegobierno.cdmx.gob.mx/acciones/plan-gradual-hacia-la-nueva-normalidad-y-semaforo-epidemiologico/>, [consulta: 11, octubre de 2022].

Gobierno de México, *Beca Universal para el Bienestar Benito Juárez de Educación media Superior,* [en línea], < https://www.gob.mx/becasbenitojuarez/articulos/beca-benito-juarez-para-jovenes-de-educacion-media-superior-216589>, [consulta: 25, octubre de 2022].

Hegartty, Stephanie, *Coronavirus en China: quién era Li Wenliang, el doctor que trató de alertar sobre el brote y de cuya muerte se cumple un año,* 07 de febrero de 2021, [en línea], <https://www.bbc.com/mundo/noticias-internacional-51371640>, [consulta: 21, mayo de 2021].

Hernández, Eduardo, *Quedan en orfandad2 mil 731 menores por coronavirus en CDMX,* Periódico El Universal, 27 de noviembre de 2020, [en línea], <https://www.eluniversal.com.mx/metropoli/quedan-en-orfandad-2-mil-731-menores-por-coronavirus-en-cdmx>, [consulta: 25, octubre de 2022].

Mesa de Cooperación Internacional para la Igualdad de Género, Cifras Clave. Violencia contra las mujeres y las Niñas, México, ONU Mujeres, [en línea], <http://mcig.mx/violencia-contra-las-mujeres-y-las-ninas/>, [consulta: 30, junio de 2021].

Monroy, Jorge, *Segob: violencia intrafamiliar aumentó 120% desde la emergencia del Covid-19,* Periodico El Economista, 16 de abril de 2020, [en línea], https://www.eleconomista.com.mx/politica/Segob-violencia-intrafamiliar-aumento-120-desde-la-emergencia-del-Covid-19-20200416-0111.html, [consulta: 20, octubre 2022].

Morales, Alberto, *En México, las hijas cuidan de los padres: AMLO,* [en línea], <https://www.eluniversal.com.mx/nacion/la-tradicion-en-mexico-es-que-las-hijas-cuidan-los-padres-amlo>, [consulta: 20, abril de 2021].

Mujeres en Red, *Discurso de Clara Campoamor en las Cortes el 1 de octubre de 1931,* [en línea], <https://www.mujeresenred.net/spip.php?article768>, [consulta; 25, octubre de 2022].

Navarrete, Shelma, *El 66 % de reportes por violencia familiar en la Ciudad de México es por agresiones físicas,* Periódico Expansión 14 de abril de 2020, [en línea], <https://politica.expansion.mx/cdmx/2020/04/14/el-66-de-reportes-por-violencia-familiar-en-la-cdmx-es-por-agresiones-fisicas, [consulta: 20, abril de 2021].

Obaid, Thoraya Ahmed, *Organismos de las Naciones Unidas avancemos juntos en respuesta a la violencia contra las mujeres,* [en línea], <https://www.un.org/

es/chronicle/article/organismos-de-las-naciones-unidas-avancemos-juntos-en-respuesta-la-violencia-contra-las-mujeres>, [consulta: 11, octubre de 2022].

ONU México (@ONUMX), *Millones de mujeres a nivel mundial, perdieron el acceso a los servicios sanitarios, por la pandemia de COVID-19*, 17 de mayo de 2020, 11:54 a.m., [Tweet].

ONU México (@ONUMX), *En 6 de cada 10 casos de abuso sexual hacia menores, el agresor es una persona cercana a la familia, como son abuelos, padres, tíos y padrastros*, 17 de mayo de 2020, 9:54 a.m., [Tweet].

ONU Mujeres México, *Iniciativa spotlight,* 29 de diciembre de 2019, [en línea], <https://mexico.unwomen.org/es/noticias-y-eventos/articulos/2019/12/spotlight-0>, [consulta: 12, octubre de 2022].

Organización Mundial de la Salud, *Temas de salud. Violencia,* [en línea], <https://www.who.int/topics/violence/es/#:~:text=La%20violencia%20es%20el%20uso,de%20desarrollo%20o%20la%20muerte>, [consulta: 19, abril de 2021].

Organización Mundial de la Salud, *Temas de Salud. Violencia contra la mujer,* [en línea], <https://www.who.int/topics/gender_based_violence/es/#:~:text=Las%20Naciones%20Unidas%20definen%20 la,producen%20en%20la%20vida%20p%C3%BAblica>, [consulta: 19, abril de 2021].

Ortiz, Alexis, *Los rostros del feminicidio; Suben 145% en 6 años,* 5 el octubre de 2020, [en línea], <https://www.eluniversal.com.mx/nacion/los-rostros-del-feminicidio-suben-145-en-seis-anos>, [consulta: 20, abril de 2021].

Poggi, Francesca, *Sobre el concepto de violencia de género y su relevancia para el derecho,* p. 294, [en línea], <https://www.corteidh.or.cr/tablas/r6522.pdf>, [consulta: 30, junio de 2021].

Red por los Derechos de la Infancia en México, *Impacto de la pandemia de Covid-19 en los Derechos de la Infancia en México. Desafíos y Oportunidades,* agosto de 2020, [en línea], <https://issuu.com/infanciacuenta/docs/impacto_de_la_pandemia_de_covid-19_en_los_derechos>, [consulta: 25, octubre de 2022].

Redacción, *México es el segundo país con mayor acoso sexual a mujeres en estudio de 33 naciones,* 05 de marzo de 2021, [en línea], <https://aristeguinoticias.com/0503/mexico/mexico-es-el-segundo-pais-con-mayor-acoso-sexual-a-mujeres-en-estudio-de-33-naciones-enterate/>, [consulta: 21, abril de 2021].

Redacción, *En México reportan más feminicidios que muertes por coronavirus,* NVY noticias, 16 de agosto 2020, [en línea], <https://www.nvinoticias.

com/nota/142948/en-mexico-reportan-mas-feminicidios-que-muertes-de-mujeres-por-coronavirus>, [consulta: 20, abril de 2020].

S/A, *Reporte Mujeres a un año de la COVID-19*, febrero 2021, Consejo Ciudadano para la Seguridad y Justicia de la Ciudad de México, [en línea], <https://consejociudadanomx.org/media/attachments/2021/03/03/estudio_mujeresok_compressed.pdf>, [consulta: 18, mayo de 2021].

SÁNCHEZ DE LOS MONTEROS ARRIAGA, Anel Cecilia, *La violencia de género en México, ¿en qué vamos?*, Volumen 21, Número 4, julio-agosto de 2020, [en línea], <https://www.revista.unam.mx/2020v21n4/la_violencia_de_genero_en_mexico_en_que_vamos/>, [consulta: 30, junio de 2021].

SECRETARÍA DE SALUD, Prensa, *095. Inicia fase 2 por coronavirus Covid-19*, 24 de marzo de 2020, [en línea], <https://www.gob.mx/salud/prensa/095-inicia-fase-2-por-coronavirus-covid-19>, [consulta: 11, octubre de 2022].

SECRETARÍA DE SALUD, Prensa, 110, *Inicia la fase 3 por COVID-19*, 21 de abril de 2020, [en línea], <https://www.gob.mx/salud/prensa/110-inicia-la-fase-3-por-covid-19>, consulta: 11, octubre de 2022].

SECRETARIADO EJECUTIVO DEL SISTEMA NACIONAL DE SEGURIDAD PÚBLICA, *Información sobre violencia contra las mujeres. Incidencia delictiva y llamadas de emergencia 9-1-1*, Corte: 31 de marzo 2021, Publicación: 25 de abril 2021, [en línea], <https://drive.google.com/file/d/1IFK_FRGveCmv9eCWSlHJ7s_5u2DHw3N7/view>, [consulta: 18, mayo de 2021].

Normativa

- Convención Interamericana para Prevenir, Sancionar y Erradicar la Violencia Contra la Mujer.
- Ley de Acceso de las Mujeres a una Vida Libre de Violencia.
- Código Penal Federal.
- Código Penal para la Ciudad de México.
- Ley de los Derechos de Niñas Niños y Adolescentes de la Ciudad de México.

La discapacidad en tiempos del Covid-19

MIRIAM FERNANDA CUELLAR RAMÍREZ

Sumario: I. Introducción. II. Antecedentes. III. Emergencia Sanitaria. IV. Lema "Nada sobre nosotros, sin nosotros". V. Conclusiones. VI. Fuentes.

I. INTRODUCCIÓN

En México residen más de 20 millones de personas que viven con discapacidad, esto representa el 16.5% de la población total.[1] La discapacidad es un concepto que evoluciona a la par de la sociedad misma, hasta hace algunos años todavía utilizábamos palabras como: *discapacitado, retrasado mental, sordomudo, minusválido, mongolito, incapacitado, invidente entre otros.*[2] Sin embargo, hoy en día estos conceptos han quedado poco a poco desplazados gracias al trabajo arduo de

---

1 Instituto Nacional de Estadística y Geografía, "Comunicado de prensa Núm. 24/21" <https://www.inegi.org.mx/contenidos/saladeprensa/boletines/2021/EstSociodemo/ResultCenso2020_Nal.pdf>, [consulta: 3 de Agosto del 2021]

2 Estos conceptos dejaron de utilizarse debido al énfasis por parte de la sociedad que le daba al individuo como un ser insuficiente para realizar cualquier actividad que le fuera encomendada. En la actualidad algunos países como Chile ya comenzaron a utilizar términos más adecuados como **Personas en Situación de Discapacidad**, ya que al utilizar esta referencia se trata de incorporar una mirada social, que logre romper aquellas barreras que como sociedad imponemos para el pleno desarrollo del individuo, sin importar las características del mismo. En México, a pesar de todo el esfuerzo que se realiza constantemente para mejorar la atención a este grupo de personas, falta visualizar al individuo como ser independiente, seguimos adhiriéndole la responsabilidad de su desarrollo y de la convivencia con el entorno que sigue sin ser tan amigable; es por ello que seguimos llamando a este grupo **Personas con Discapacidad.**

las personas con discapacidad, que demuestran que sin importar la intención de destrucción que pueden tener las palabras, combaten hasta la más mínima intención de no querer reconocerlos como individuos.

La pandemia provocada por el virus SARS-CoV-2 coloquialmente conocido como COVID-19, sin duda ha modificado nuestra forma de ver la vida, nos han dicho de manera constante que debemos aprender a vivir en una nueva normalidad que implica hacer cambios radicales en nuestro actuar cotidiano. La crisis a nivel internacional dejo efectos negativos en diversos ámbitos, que afectan de manera significativa a miles de personas.

Antes de esta emergencia sanitaria, las personas con discapacidad y sus familias vivían con desafíos realmente complicados dentro de nuestra sociedad, la falta de información accesible era una constante, por lo tanto, aquellos derechos que deberían estar garantizados se veían afectados, a pesar del esfuerzo legislativo por atender todas las necesidades transversales que tiene este grupo. Es por ello que la pandemia vino a enfatizar aquellas inequidades sociales, económicas, educativas, entre otras, que parecieran no querer trabajarse, o simplemente se trabajan sin un interés distinto al de cubrir ciertos números. Si bien la exclusión de este grupo pareciera no ser de manera consciente, la aplicación de la ley ante este tema, ha perdido la esencia de reconocer al individuo como igual sin importar las diferencias que lo caracterizan.

En este sentido se entiende que las dificultades a las que se enfrentan las personas con discapacidad ante la emergencia sanitaria no son nuevas, simplemente han tomado tal fuerza, que una vez más las circunstancias impiden su participación activa e independiente, en el entorno en el que se desenvuelven, y la consecuencia de la situación precaria en la que muchas se encuentran podría tener resultados catastróficos.

La Comisión Económica para América Latina y el Caribe de las Naciones Unidas en abril del 2020, lanzan el número 237 de la Serie Políticas Sociales titulado *COVID-19 y las Personas con Discapacidad en América Latina,* donde nos habla de los hallazgos más significativos sobre las nuevas barreras sociales que afectan su participación plena en diferentes contextos. Este texto sin duda nos acercará a la visión internacional de las personas con discapacidad, y a la falta de empatía por parte de los Estados para coadyuvar a su independencia. Ante la necesidad de la emergencia sanitaria que vivimos, la atención a la población comúnmente es dirigida a las mayorías, provocando un desinterés inconsciente sobre las acciones a realizar para incluir a las personas con discapacidad.

> "La ausencia de información confiable y suficiente acerca de las personas con discapacidad, así como la escasa capacidad de respuesta por parte de los estados a las oportunidades de recoger información sobre esta población son un desafío que aparece de forma reiterada en los informes y análisis dedicados al tema desde antes de la llegada de la pandemia a la región. En el contexto actual, es imprescindible fortalecer y expandir las fuentes de información sobre la población con discapacidad, para identificar necesidades y demandas que de otra forma pueden quedar inadvertidas. Se trata de insumos de gran valor técnico y estratégico para que en el futuro próximo puedan mejorarse las estrategias de respuesta, así como los mecanismos de priorización y focalización".[3]

Como nos indica la cita previa, la inaccesibilidad de la información provoca una desigualdad importante en el conocimiento de temas que les atañen a las personas con discapacidad, no solo se trata de difundir la información sino de hacerla accesible utilizando formatos como lectura fácil, braille, audio descriptivo, lengua de señas mexicana, entre otros. Esto fomentará un desarrollo transversal y equitativo, ya que la falta de conocimiento puede desmantelar el resto de su entorno; para ejemplificarlo un poco imaginen que si una persona con discapacidad no cuenta con un empleo bien remunerado, se vuelve dependiente de alguien más, quien a su vez puede tener dificultades por adoptar esta nueva responsabilidad, esta persona tendrá que cubrir gastos y necesidades especiales de dicha persona con discapacidad, los gastos médicos se pueden duplicar, el acceso a la educación es un asunto en su mayoría de instituciones privadas

---

3 Meresman, S. y Ullmann, H., "COVID-19 y las personas con discapacidad en América Latina: mitigar el impacto y proteger derechos para asegurar la inclusión hoy y mañana", serie Políticas Sociales, N° 237 (LC/TS.2020/122), Santiago, Comisión Económica para América Latina y el Caribe (CEPAL), 2020, p. 10

y en el acceso a la información nos encontramos con un desconocimiento en la atención que cada grupo necesita, por lo tanto llega de manera incompleta o incorrecta.

En el transcurso del presente capitulo encontraremos conceptos que nos ayudaran a entender que las personas con discapacidad están realmente enfocadas en lo que sí pueden hacer y que aquellas barreras que la sociedad impone de manera "inconsciente" no sean un impedimento para que tengan una vida plena e independiente.

II. ANTECEDENTES

Las personas con discapacidad han enfrentado de manera cotidiana una serie de actos discriminatorios, que tienen que ver con la falta de empatía en su entorno. Primero debemos tener bien aprendidos los conceptos básicos como lo es el de ***discapacidad,*** como bien mencione es un concepto que evoluciona y en la actualidad lo podemos comprender como una combinación de dos elementos. El primero, tiene relación con el individuo y la característica que provoca una interacción deficiente ante el entorno en que se desenvuelve, este sin duda nos lleva al siguiente elemento que son aquellas barreras que como sociedad imponemos por la falta de empatía hacia el otro.[4]

Si nos ponemos a pensar un poco, esto realmente nos hace creer que, si no existieran aquellas barreras que imponemos de manera "inconsciente"[5] la interacción del individuo sin importar las caracte-

4 La Convención sobre los derechos de las personas con discapacidad, no impone un concepto rígido de "discapacidad", sino que adopta un enfoque dinámico que permite adaptaciones a lo largo del tiempo y en diversos entornos socioeconómicos, la define como un: "concepto que evoluciona y que resulta de la interacción entre las personas con discapacidad y las barreras debidas a la actitud y al entorno que evitan su participación plena y efectiva en la sociedad, en igualdad de condiciones con los demás".

5 La consciencia es un acto que se realiza conociendo todos los efectos que este podría tener, la inconsciencia se diría del desconocimiento de las consecuencias sobre el acto que realizamos. Sin embargo, en este contexto la

rísticas podría ser plena e independiente en la medida de lo posible. Por ejemplo, si en una conferencia tuviera intérpretes profesionales en Lengua de Señas, los hablantes de dicha lengua podrían tener acceso sin un intermediario a la información, es más si el ponente fuera usuario de la misma, tal vez necesitaríamos un intérprete a voz para conocer su contenido, pero seguiríamos necesitando una tercera figura que contribuya a la accesibilidad de aquella información. Al final de dicho ejercicio detectamos que la inequidad no es exclusiva de la discapacidad, pero sin duda esta situación la enfatiza.

Las personas con discapacidad viven exigiendo sus derechos humanos, debido a que el entorno no les permite acoplarse; el recurso económico es uno de los conflictos importantes, pues define el estilo de vida de una persona, por lo tanto, la falta de acceso a diversos derechos provoca que el principio de interdependencia se vea afectado de manera directa, por poner un ejemplo, si no tiene acceso a la educación es muy probable que no tenga acceso al trabajo y a su vez no contará con el recurso o la prestación de tener acceso a la salud. Si nos pusiéramos a comparar un poco sobre lo que sería vivir sin discapacidad, seguramente encontraríamos una sociedad privilegiada y sin barreras. Sin duda alguna, no importa el número de aliados que tengan las personas con discapacidad, siempre serán insuficientes para que puedan tener un desarrollo pleno, autónomo e independiente, que podría afectar la manera en la que se enfrentan a la vida cotidiana.

La incursión laboral es esencial para cualquier persona que busque la autonomía económica, eso sin duda se vuelve complicado en las personas con discapacidad, al buscar cualquier empleo pueden terminar en espacios de muy bajo perfil, incluso en algunas ocasiones sin un perfil, esto último nos indica que muchas de las personas con discapacidad terminan en trabajos muy poco remunerados u ofrecidos por algún familiar o amigo cercano, atendiendo sin duda al asistencialismo de sobreproteger a este grupo.

---

palabra "inconsciente" se encuentra entre comillas por el falso desconocimiento de las responsabilidades que busca de manera constante un perdón disimulado por dicha actividad, esperando sin duda no tener consecuencia alguna ante la inequidad provocada.

En los casos más complejos, una persona con discapacidad múltiple con un grado de dependencia alto, por decir un ejemplo, impide su desarrollo individual y autónomo, ya que requiere una atención especializada y constante, serán los cuidadores primarios[6] quienes otorguen este apoyo, a veces estos individuos dedican la mayor parte de su tiempo a esta actividad dejando a un lado sus propias necesidades. Estas personas puede que también tengan un perfil bajo, por lo tanto, el recurso económico se convierte en un factor que desata una serie de controversias y dificultades dentro del entorno familiar y social.

A nivel internacional la legislación era nula, sin embargo, México en septiembre del 2001 propuso a la Asamblea General de las Naciones Unidas la elaboración de una Convención que atendiera temas concretos sobre las personas con discapacidad y así poder brindar una protección real a los derechos civiles, políticos, económicos, sociales y culturales de este grupo. Para el año siguiente 189 Estados Parte pertenecientes a la Organización de las Naciones Unidas (ONU) participaron para realizar el contenido de dicha convención, la cual se firmó cinco años más tarde un 30 de marzo. En México se aprobó en el Senado el 27 de septiembre y para el 24 de octubre del mismo año se publicó el Decreto de Aprobación de la Convención en el Diario Oficial de la Federación, para el 17 de enero del 2008 se ratificó.[7]

---

6 Cuando una persona enferma, es frecuente que su familia o amigos hagan cosas para cuidarle. Dentro de la familia algunas personas realizan más actividades y otras se involucran menos en el cuidado. Habitualmente existe una persona que se hace cargo de la mayor parte del cuidado y apoya al paciente tanto en casa como en el hospital o las consultas. A esta persona se le conoce como CUIDADOR PRIMARIO. Cuidados paliativos [en línea] "Manual de Apoyo para Cuidadores Primarios", < https://www.cuidadospaliativos.org/uploads/2014/10/guia-de-solucion-de-problemas.pdf>, [consulta: 8 de octubre, 2022]

7 GOBIERNO DE MÉXICO [en línea] "Consejo Nacional para el Desarrollo y la Inclusión de las Personas con Discapacidad", <https://www.gob.mx/conadis/articulos/la-convencion-de-los-derechos-de-las-personas-con-discapacidad?idiom=es>, [consulta: 13 de agosto, 2021]

III. EMERGENCIA SANITARIA

El mundo se paralizó y la tecnología nos acogió de una forma poco amigable, no estábamos listos para quedarnos en casa, sin embargo, lo intentamos y continuamos intentando mantener todas aquellas actividades que quedaron pendientes en marzo 2020. Todos aprendimos a lidiar con la frustración de tener que sentarnos y ver a través de una pantalla a nuestros colegas y/o seres queridos, pero lo que olvidamos por completo fue aquel sentimiento de empatía con el otro, esa necesidad de querer conectarnos para saber qué era lo que sucedía haya afuera, era la misma necesidad que teníamos de querer desconectarnos de lo que sucedía adentro. La emergencia sanitaria nos obligó a enfrentarnos a realidades que a pesar de estar ahí simplemente no queríamos voltear a ver; las personas con discapacidad como uno de los grupos más afectados nos enseñó que estar encerrados no era lo peor que nos podía suceder.

El inicio de la pandemia remarco la invisibilidad a nivel internacional de las personas con discapacidad ya que nos encontramos en la cuerda floja al hablar de inclusión, esta traslación de lo presencial a lo tecnológico nos demostró que falta mucho que trabajar para poder incluir a las personas con discapacidad, dieron inicio los intentos fallidos de querer ser "accesibles", México en su primer intento de acercarlos a la nueva forma educativa en línea quiso impulsar el acceso a las personas con discapacidad auditiva[8] implementando la lengua de señas al proyecto de aprender en casa uno,[9] sin embargo, el gobierno federal incluyo videos con intérpretes en lengua de señas argentina, esto sin duda conmocionó a la comunidad sorda, la cual se organizó y posteriormente exigió que los intérpretes que aparecieran en la pantalla tuvieran la capacidad de poder interpretar en lengua de señas mexicana un ámbito educativo, para poder así llegar

---

8 Persona con discapacidad auditiva es aquella que tiene la falta, disminución o pérdida de la capacidad para oír en algún lugar del aparato auditivo, quienes con una buena atención pueden llegar a comunicarse a través del uso de la Lengua de Señas o de la oralización con una adecuada terapia de lenguaje. También se les llama personas Sordas.

9 Proyecto del Gobierno de México para resarcir la educación presencial en la educación básica.

a la comunidad sorda que no tiene acceso a la educación básica de manera presencial.

La brecha de desigualdad siempre ha existido y las personas con discapacidad han padecido las dificultades de un desarrollo social lleno de barreras de todo tipo, así como intérpretes que hablen la misma lengua de señas que la población a quien va dirigida, nos encontramos con otras tantas en la economía, el trabajo, la salud, etcétera. En el ámbito laboral no solo se vio afectada la persona con discapacidad, sino también su cuidador primario al verse reducido su ingreso tuvo que salir a buscar otro trabajo, lo que implicaba la disminución del tiempo para dar atención a la persona con discapacidad, esto podría provocar un estrés y defensas bajas, que el virus sin duda aprovecharía.

Ante el cierre de todas las instancias de manera imprevista las personas con discapacidad crearon mesas de trabajo para atender la desventaja a la que se enfrentaban, sin embargo fueron insuficientes para resolver situaciones concretas, por ejemplo, en los casos de contagio a personas con discapacidad que requieren la atención constante de otra persona para realizar actividades cotidianas como bañarse, comer, vestirse, etc, al momento de ser hospitalizados por la gravedad de la enfermedad no podían acceder con ellos sus cuidadores primarios, y el personal de salud ante la saturación de los hospitales simplemente no se daban abasto para atender casos concretos, por lo, cual las personas con discapacidad quedaban aisladas y con imposibilidad de sobrevivir; por otra parte personas con alguna discapacidad mental o psicosocial se vieron afectados por hospitales cerrados o con un giro distinto de atención, y una de las consecuencias graves ante esto, fue no recibir el medicamento correspondiente para poder atender su discapacidad, los tratamientos psiquiátricos y psicoterapéuticos se vieron severamente afectados, de igual forma las personas con discapacidad auditiva sin un intérprete o personal de salud que entendiera su método de comunicación, no pudieron recibir un servicio de calidad.

El acceso a servicios básicos de atención ambulatoria y medicinas para enfermedades propias de cada discapacidad se vieron gravemente afectadas, sin mencionar la rehabilitación para personas que padecen una discapacidad nueva por alguna enfermedad crónico degenerativa o temporal por algún accidente. Algunas de las medidas básicas de higiene como no tocarse el rostro, o no tocar superficies sin antes desinfectar, son acciones que afectaron de manera significativa a personas con discapacidad auditiva usuarias de la lengua de señas mexicana, quienes para poder transmitir un mensaje de forma correcta deben tocar de manera constante su rostro para poder realizar alguna seña, o que tal las personas con discapacidad visual que el reconocimiento de todo su entorno se basa en el tacto del mismo, así como estos ejemplos que probablemente no nos pasaron por la cabeza en ese momento cuando toda la emergencia comenzó, también nos encontramos con las dificultades para respetar el distanciamiento, por ejemplo, entre chicos y chicas con síndrome de Down en la juventud, que acostumbran demostrar su cariño y afecto a través de los abrazos.

Si toda la población en general sufrimos el cambio radical de tener que modificar todo nuestro entorno de vida, para las personas con discapacidad fue mucho más complicado, ya que no solo se trataba de quedarnos en casa sino de modificar hábitos diarios que para el desarrollo de algunas personas pertenecientes a este grupo es fundamental, personas con alguna discapacidad múltiple que logran ser funcionales a través de rutinas especificas o chicos con el espectro autista severo, que padecieron una ruptura abrupta de sus actividades y entornos, que a su vez podría afectar el desarrollo cognitivo-conductual, teniendo un retroceso que en casos muy particulares no se puede resarcir.

El acceso a la información también se volvió un asunto de interés social y fundamental, el no tenerlo implicaba no conocer sobre la situación actual, no eran suficientes los medios independientes que buscaban acercar los datos a personas con alguna discapacidad, en particular a las personas con discapacidad auditiva la interpretación en lengua de señas mexicana era nula, y fue motivo suficiente para que Erick Arellano quien es presidente de la asociación COPESOR A.C[10] a título personal y como representante de la misma, interpuso

---

[10] La Coalición de Personas Sordas (COPESOR) es una asociación que se conformó desde inicios del año 2008, por un grupo de personas sordas intere-

un amparo,[11] donde nos hace reflexionar del peligro que implicaba para la comunidad sorda el no tener información completa y correcta ante dicha emergencia sanitaria. Es de poco conocimiento lo que implica la lengua de señas como un idioma, sin embargo esas características[12] son las que promueven un uso correcto del idioma, es por ello que en dicho amparo encontramos como acto reclamado:

> "La omisión de las responsables de usar Lengua de Señas Mexicanas al momento de comunicar oficialmente sobre las medidas oficiales para prevenir y combatir la emergencia del virus COVID-19 así como la omisión de proporcionar servicios de apoyo a la comunicación en los centros de salud de todo el país mediante intérpretes de lengua de señas certificados, actos omisivos respecto a los cuales, por los primeros solicita la suspensión de plano, en términos del artículo 126 de la Ley de Amparo".[13]

Como bien nos menciona el párrafo segundo del Art.1 de la Constitución Política de los Estados Unidos Mexicanos "Las normas relativas a los derechos humanos se interpretarán de conformidad con esta Constitución y con los tratados internacionales de la materia favoreciendo en todo tiempo a las personas la protección más amplia".[14] El principio ***Pro Persona*** el cual nos indica que se debe favorecer al individuo si de derechos humanos se trata, y es justo lo que Erick Arellano buscó para él y para la comunidad de sordos que estaban desamparados ante tal falta de interés por ofrecer la información en todos los formatos. Si bien falta mucho por trabajar para dar una atención integral a las personas con discapacidad, este fue sin

---

sadas en la búsqueda por sus derechos y en especial a su derecho lingüístico y al respeto de la lengua de señas mexicana como primera lengua.

11 (Amparo Promovido por Erik Álvaro Arellano Hernández, 2020)

12 La Ley General para la Inclusión de Personas con Discapacidad en su artículo 2° fracción XXII nos indica que la "Lengua de Señas Mexicana: Lengua de una comunidad de sordos, que consiste en una serie de signos gestuales articulados con las manos y acompañados de expresiones faciales, mirada intencional y movimiento corporal, dotados de función lingüística, forma parte del patrimonio lingüístico de dicha comunidad y es tan rica y compleja en gramática y vocabulario como cualquier lengua oral."

13 *Ibidem*, p. 2

14 Párrafo adicionado DOF- 10-06-2011, Constitución Política de los Estados Unidos Mexicanos.

duda un acto de valentía y coraje, la pandemia nos estaba robando a los seres que más queríamos, pero peor aún para este grupo de personas a quienes les quitaba la oportunidad de cuidarse para prevenir caer en la enfermedad. Es por ello que dentro del mismo documento planteo lo siguiente:

> "Los actos reclamados impactan al quejoso en su derecho a la salud y al debido acceso a la información gubernamental, pues manifiesta que al no tener conocimiento a través de la Lengua de Señas Mexicanas de las comunicaciones oficiales en relación al COVID-19 que han emitido las autoridades, lo dejan en estado de indefensión al igual que la comunidad que presenta la misma discapacidad, esto es, de sordera, pues no tienen conocimiento del contenido de las mismas, por lo que en consecuencia, no saben las medidas que se deben de realizar para contención, prevención y evitar la propagación de ese virus".[15]

Es fundamental entender que la Lengua de Señas por si sola en ese momento representaba un riesgo importante para la comunidad usuaria de este idioma, y tiene que ver con los movimientos propios de la Lengua, una gran cantidad de señas se realizan a la altura de rostro y otras tantas incluso lo tocan, por ello hacerlo del conocimiento de las personas sordas usuarias de esta lengua era necesario, incluso aunando en la desinformación a la que nos enfrentamos todos los días en medios digitales, esta comunidad no contaba con medios oficiales que los informaran y las personas solidarias que podían traducir o interpretar algún reportaje quedaban incompletos o simplemente compartían lo que para ellos era relevante.

> "Debido a la situación que se vive en el país, las autoridades están informando diariamente el estado del avance sobre el Covid-19, y estableciendo las medidas de prevención, protección y contención de dicho virus, sin embargo, no se cumplía con lo dispuesto establecido en la Ley General para Inclusión de las Personas con Discapacidad, Ley para la Integración al Desarrollo de la Persona con discapacidad de la Ciudad de México y los Lineamientos Generales de Accesibilidad al Servicio de Televisión Radiodifundida, entre otros ordenamientos, pues en esas comunicaciones no se implementa la participación de algún intérprete o intermediario certificado en Lengua de Señas Mexicana, por lo cual se deja en estado de indefensión al quejoso por ser una personas con discapacidad auditiva, así como a las demás

---

15 *Ibidem*, p. 3

> personas que tienen esta discapacidad, lo que contraviene de forma directa a la protección de su derecho a la salud".[16]

Si bien México, es un país que contiene una legislación evolutiva que ha permitido una variedad de modificaciones, que sin duda aportan a grupos de atención prioritaria donde se encuentran las personas con alguna discapacidad, sin embargo al momento de la aplicación, como sociedad tenemos una gran responsabilidad al seguir de cerca todas estas vertientes que abren la brecha de la inclusión y la accesibilidad; la realidad mexicana antes del Covid-19 no era más atenta que durante la emergencia sanitaria, pero debemos aprovechar la visibilidad que nos dio el encierro sobre las personas con discapacidad de todas aquellas necesidades que se deben atender. La distancia entre lo que podemos hacer y lo que no, debemos irla desapareciendo poco a poco hasta poder llegar a una convivencia donde las diferencias solo sirvan para identificarnos como seres únicos.

IV. LEMA "NADA SOBRE NOSOTROS, SIN NOSOTROS"

Este lema nació con el movimiento a favor de la vida independiente de las personas con discapacidad en Estados Unidos, durante la década de 1970, en la Universidad de California en Berkeley. Expresa la idea de que ninguna decisión que influya sobre las personas con discapacidad debe hacerse sin su participación plena.

La discapacidad en México es por mucho un fenómeno estructural y socioemocional, donde la sociedad repite patrones aprendidos durante bastantes generaciones que provocan que el avance hacia la convivencia se vea lento y en ciertos momentos hasta detenido, este tema tiene momentos importantes que lo ponen en la atención de la sociedad y sin dudarlo la pandemia es uno de ellos. La tecnología acerco a muchas personas a la información, los foros y conversatorios no se hicieron esperar para hablar de lo ya existente, como sociedad nos dimos a la tarea de remarcar esa desigualdad y discriminación

---

16 *Ibidem*, p. 6

que existe entre los individuos, los prejuicios y estereotipos que impiden el libre desarrollo de este grupo en diferentes ámbitos, provocan que la capacidad jurídica o la igualdad de oportunidades sean nulas, ante el colectivo con las mismas necesidades.

La familia como el primer pilar más importante del individuo, se convierte en una zona de guerra entre los integrantes cuando uno de ellos vive en condición de discapacidad, ya que en muchas ocasiones el duelo es un proceso que casi no se trabaja dentro de estos grupos y viven en una eterna agonía pensando que hacer con su familiar en esta condición; fue entonces que un grupo de personas con discapacidad en diferentes puntos del mundo, con el impulso de la Convención sobre los Derechos de las Personas con Discapacidad[17] se organizan para hacer exigibles diversos derechos como: derecho a la autonomía, a la toma de decisiones, a la sexualidad, entre otros; de manera muy particular me parece un acierto este tipo de movimiento ya que las personas con discapacidad al igual que cualquier otra persona, debería tener la libertad de externar sus necesidades que fuesen escuchadas y atendidas.

La pandemia afectó de manera significativa la independencia de las personas con discapacidad, sin embargo, este grupo no permitió que el miedo volviera a silenciar sus demandas, sobre todas aquellas necesidades que se ven afectadas por la falta de atención del Estado este grupo convirtió la crisis en oportunidad y lograron externar estas necesidades en más espacios, donde están dispuestos a escucharlos y atenderlos. El panorama general de la pandemia al momento de cerrar los centros educativos remarcó la brecha económica en familias que cuentan con un integrante que vive en condición de

---

17 La Convención México, fue el principal promotor de la Convención sobre los Derechos de las Personas con Discapacidad y su Protocolo Facultativo, mismos que fueron aprobados el 13 de diciembre de 2006 en la Sede de las Naciones Unidas en Nueva York, México firmó el 30 de marzo de 2007 y ratificó su adhesión el 17 de diciembre de ese mismo año. (México G. d., 2021). Es un instrumento internacional de derechos humanos genera obligaciones para los Estados que, para materializarse plenamente, exigen la participación activa de las propias personas con discapacidad y las organizaciones que las representan en la aplicación, seguimiento y vigilancia de su cumplimiento. (Discriminación, 2016)

discapacidad, a tal grado de volverlos a segregar, debido a la falta de materiales tecnológicos que eran requeridos para continuar con el aprendizaje, incluso la familia debía tener más atención dedicándole tiempo y espacio a la interacción educativa de la persona con discapacidad. Esto pudo haber provocado que muchas de las familias tuvieran que tomar decisiones como la de internar en espacios dedicados a la atención de personas con discapacidad a su familiar, sin que esta tenga que ver directamente con el desinterés de otorgar la atención, sino por la probable dinámica que llevan en casa, como la de generar hábitos para ser independientes.

Este discurso del *Nada sobre nosotros, sin nosotros* es un discurso de atención de conocimiento sobre la discapacidad, hay un nivel[18] de funcionalidad que provoca que no puedan externar sus propias necesidades, sin embargo quizá personas con otro estilo de vida que tuvieron la oportunidad de desarrollar elementos de comunicación básico, pueden entonces externar las necesidades del colectivo con características muy similares. De ahí que conocemos y aprendemos de manera constante cosas nuevas cada día en tema de discapacidad, porque cada día hay más personas hablando sobre ellas y sobre las barreras que enfrentan con la discapacidad.

Es fundamental trabajar de la mano con las personas con discapacidad, no importa si somos aliados con un gran corazón, ser portavoz de aquellos que no pueden o tienen la capacidad de compartirlos

---

18 Puede no ser un nivel métricamente medible en términos médicos, sino más bien en la rehabilitación del individuo. De igual forma tiene que ver la diversidad en la discapacidad puede ser funcional o no dependiendo de diversos factores que involucran a otros individuos y sus tiempos. Por ejemplo, una persona con sordera profunda puede hacer perfectamente todo excepto escuchar, al igual que un chico con síndrome de down que tuvo la atención educativa desde edad temprana; pero la combinación de dos o más discapacidades puede provocar un déficit en su atención o desarrollo tanto cognitivo como físico, mental, social o psicológico. La discapacidad en términos económicos puede llegar a ser muy elevados en costos y no todas las familias mexicanas tienen el ingreso suficiente para sostener una discapacidad por muy leve que sea.

en las llamadas normas sociales aceptadas[19] replicar las demandas para que se hagan más fuertes, regresándoles la autonomía que han perdido por años.

Uno de los deberes del Estado, de acuerdo al Artículo 1° de la Constitución Política de los Estados Unidos Mexicanos, es garantizar a aquellas personas en situación de vulnerabilidad, marginación y discriminación, las condiciones jurídicas y administrativas que les asegure el ejercicio de sus derechos, en atención al principio de igualdad ante la ley. La gestión independiente de la sociedad civil se vuelve un punto de partida para la organización de este colectivo, la unificación de todas las discapacidades podrían tener una incidencia real en política púbica, como sociedad deberíamos respetar protocolos y capacitarnos en temas de atención especializada, para poder ser más empáticos y lograr una verdadera convivencia e inclusión sin importar la condición en la que vivan.

Conocer y reconocer a los individuos que no han tenido un verdadero acceso a la justicia, o que las condiciones de asistencia no son suficientes para poder dar una atención transversal respecto a la discapacidad, por ejemplo, las personas reclusas con discapacidad psicosocial e intelectual que al desconocer los tratamientos o tiempos de retención ante las actividades el ambiente se vuelve más hostil y ante pandemia indiferente, ya que para evitar más contagios dentro de los centro penitenciarios el medicamento se volvió nulo y las crisis más comunes. Una marca más a la desigualdad ante este colectivo, si bien la intención de reducir esta ha ido en declive, la pandemia nos regresó al punto de quiebre donde hay que volver a gestionar y buscar la forma de entender que todo ser es diferente y que eso nos permite (de manera positiva o negativa) tener necesidades únicas,

---

19 Entiéndase como lo que la mayoría realiza, por ejemplo, escuchar o leer. Qué pasa si una persona sorda analfabeta que no conoce el idioma español y que su lengua materna es la Lengua de Señas Mexicana, en un recinto cultural que nos expone exclusivamente en texto las acciones que se deben tomar en caso de emergencia, esta persona ante dicha emergencia no sabría para dónde acudir, lo mismo pasa con una persona ciega, si dicho texto no contiene audio descriptivo o no está escrito en braille, tendría la misma dificultad al momento de una emergencia.

pero que en colectivo la atención se puede volver poco a poco más especializada.

¿Cómo repercutir de manera directa en la práctica? Buscando, promoviendo y abriendo espacios donde las personas con discapacidad puedan disfrutar de sus derechos humanos de manera independiente, en el ámbito escolar, laboral, cultural, político, entre otros más. Falta mucho por trabajar pero lo importante es tener presente que ***Nada sobre ellos, sin ellos*** porque son los ideales para poder compartirnos el cómo podemos aportar desde nuestra trinchera.

V. CONCLUSIONES

Las instituciones deben hacer todo lo posible por colaborar con las organizaciones de la sociedad civil, ya que son ellas las que pueden darnos un mejor panorama de lo que realmente necesitan las personas con discapacidad, no importa cuanta empatía o que tan solidarios seamos, si realmente no vivimos todas esas barreras que provocamos; bajo el lema de ***Nada de nosotros sin nosotros*** que adopta este grupo nos demuestran que están enfocados en lo que ***Sí*** pueden hacer, que no necesitan una sociedad paternalista o asistencialista que abogue por lo que creen que necesitan, sino que nos demuestran día a día de lo que realmente son capaces de lograr de manera independiente, que su participación activa buscará siempre velar por los intereses del colectivo, pero sobre todo por aquella aplicación de la legislación para hacer valer sus derechos, esto a través de la vigilancia y seguimiento para su cumplimiento.

Sin duda habrá que repensar el modelo asistencialista que se enfoca en dar todo a la persona con discapacidad, el lema anterior tiene una carga más que social, una carga independiente, quieren demostrar que las personas con discapacidad son capaces de lograr lo que quieran y que sin importar cuantas veces se replanteen si vale la pena alzar la voz, las autoridades deberían ser quien busque el dialogo para identificar lo que realmente necesitan.

La desigualdad preexistente nos demostró que en época de pandemia los intereses de la mayoría seguirán persistiendo sin importar el grito ahogado que tengamos por hacer ver de manera empática a las personas con alguna discapacidad. Esto solo vino a remarcar que no estamos listos para ser accesibles o incluyentes, que no importa que tanto tratemos de colaborar si al final del día, el único objetivo es sumar números de atención para poder justificar el recurso destinado para cubrir las actividades que se deben hacer.

Crear información accesible en sus diferentes formatos para que la población con discapacidad tenga acceso, y así poder garantizar el acceso a un desarrollo independiente del individuo. México sin importar que tan adelantado en pensamiento se encuentre, siempre en la aplicación de las buenas ideas les quedamos a deber a todos aquellos por los que alzamos la mano, esta incongruencia de la atención social en la que nos desenvolvemos día a día, provoca una segregación de esta parte de la población.

Sin duda el COVID-19 nos convirtió en seres más desconfiados, ermitaños y sobre todo exigentes; la atención en la salud de estas personas debería ser mucho más eficiente, si bien el personal de salud ya se encuentra desgastado. Habrá que repensar la atención a las personas con discapacidad, seguimos segregando a este grupo ante el entorno en el que nos encontramos y cuando debemos hacer lo que nos corresponde para incluirlos bajamos la mano y dejamos de participar.

Sin duda los grupos de atención prioritaria tienen desventaja al momento de participar en política pública o el derecho, ya que siempre habrá personas que crean saber del tema pero debe ser con un buen acercamiento porque al no ser así la necesidad se distorsiona a tal grado de cambiar por completo lo que realmente hace falta para acércalos a la convivencia social. Me quedo con el reconocimiento de seguir abriendo espacios para el dialogo y la difusión, con la búsqueda de más alternativas que apoyen a familias completas que tienen una persona con discapacidad dentro de ella, ya que al reafirmar lo compartido durante el texto la discapacidad puede ser un duelo eterno, una salud mental que se va degradando con el paso de los años, un cansancio crónico y una búsqueda inalcanzable de convertirnos en una sociedad sin barreras que permita que la discapacidad no exista.

VI. FUENTES

AMPARO PROMOVIDO POR ERIK ÁLVARO ARELLANO HERNÁNDEZ, 368/2020 (Juzgado 13 16 de Marzo de 2020).

ARV83. (16 de Septiembre de 2020). *Las peores cárceles del mundo México.* Obtenido de Youtube: https://www.youtube.com/watch?v=dtrDqLNDluw

CDPCD. (2019). Convención sobre los Derechos de las Personas con Discapacidad. México.

Ciudadana, S. d. (2021). *Cuaderno Mensual de Información Estadística Penitenciaria Mensual.* México: Prevención y Readaptación Social.

CONADIS, C. N. (13 de Agosto de 2021). *Gobierno de México.* Obtenido de Gobierno de México: https://www.gob.mx/conadis/articulos/la-convencion-de-los-derechos-de-las-personas-con-discapacidad?idiom=es

COPRED. (5 de MAYO de 2021). *COPRED.* Obtenido de COPRED: http://data.copred.cdmx.gob.mx/por-la-no-discriminacion/personas-con-discapacidad/>

CPEUM. (2021). *Constitución Política de los Estados Unidos Méxicanos.* México.

DISCAPACIDAD, I. T. (11 de Junio de 2021). *Instituto Tlaxcalteca para Personas con Discapacidad.* Obtenido de Instituto Tlaxcalteca para Personas con Discapacidad: https://www.itpcd.gob.mx/index.php/que-es-discapacidad

DISCRIMINACIÓN, C. N. (2016). *Nada sobre nosotros sin nosotros.* Ciudad de México: s.e.

DOMÍNGUEZ, N. E. (Octubre de 2014). *Manual de Apoyo para Cuidadores Primarios.* Obtenido de Cuidados paliativos: https://www.cuidadospaliativos.org/uploads/2014/10/guia-de-solucion-de-problemas.pdf

HUMANOS, C. N. (29 de ENERO de 2021). *CNDH.* Obtenido de CNDH: https://www.cndh.org.mx/noticia/represion-en-san-salvador-atenco

INEGI, I. N. (25 de Enero de 2021). Comunicado de prensa Núm 24/21. *En México somos 126 014 024 habitantes: censo de población y vivienda 2020.* México, México, México: https://www.inegi.org.mx/contenidos/saladeprensa/boletines/2021/EstSociodemo/ResultCenso2020_Nal.pdf.

Ley General para la Inclusión de Personas con Discapacidad. (10 de Octubre de 2022). Ciudad de México, Ciudad de México, México: NA.

MERESMAN, H. U. (s.f. de s.f. de 2020). *"Covid-19 y las personas con discapacidad en América Latina: mitigar el impacto y proteger derechos para asegurar la inclusión hoy y mañana".* Santiago: s.e.

MÉXICO, G. d. (2020). Actualización de la Síntesis de Medidas Oficiales frente al COVID-19. *Junta de Asistencia Privada del Distrito Federal,* 40.

México, G. d. (2020). Junta de Asistencia Privada del Distrito Federal. *Actualización de la Síntesis de Medidas Oficiales frente al COVID-19*, 40.

México, G. d. (30 de Agosto de 2021). *Gobierno de México.* Obtenido de Décimo primer aniversario de la entrada en vigor de la Convención sobre los Derechos de las Personas con Discapacidad (CDPcD): https://www.gob.mx/conadis/articulos/decimo-primer-aniversario-de-la-entrada-en-vigor-de-la-convencion-sobre-los-derechos-de-las-personas-con-discapacidad-cdpcd?idiom=es

ONU, C. C. (2020). *El impacto de la pandemia del coronavirus en los derechos humanos de las personas con discapacidad en España.* Madrid: Grupo Editorial Cinca.

PNUD. (2010). *COMPENDIO DE LEGISLACIÓN SOBRE DISCAPACIDAD, MARCO NORMATIVO EN MÉXICO.* PROGRAMA DE LAS NACIONES UNIDAS PARA EL DESARROLLO DE MEXICO.

Rangel-Domínguez, M. e. (8 de octubre de 2022). *www.cuidadospaliativos.org.* Obtenido de https://www.cuidadospaliativos.org/uploads/2014/10/guia-de-solucion-de-problemas.pdf

Ullmann, S. M. (2020). *COVID-19 y las personas con discapacidad en América Latina: mitigar el impacto y proteger derechos para asegurar la inclusión hoy y mañana.* Santiago: Comisión Económica para América Latina y el Caribe (CEPAL).

Unidas, O. d. (3 de Mayo de 2008). Convención sobre los Derechos de las Personas con Discapacidad. *Convención sobre los Derechos de las Personas con Discapacidad.* Ciudad de México, México.

Desigualdad económica y Covid-19 en México: la tormenta perfecta

ALBERTO FRANCISCO GARDUÑO

"En un mundo justo, la raza, el género, el origen étnico y el lugar de nacimiento no tendrían ningún valor transaccional en nuestra seguridad material".[1]

Sumario: I. Estado de derecho y desigualdad. II. Desigualdad económica. III. Desigualdad económica en América Latina y en México. IV. Enfermedades infecciosas y economía. V. Desigualdad económica y covid-19 en México: la tormenta perfecta. VI. Fuentes.

I. ESTADO DE DERECHO Y DESIGUALDAD

El Estado de derecho surge como una alternativa a las formas de Estado absoluto y de policía, caracterizados, entre otros elementos, por la arbitrariedad de sus actos. Así, en el Estado de derecho no son posibles despliegues de poder sin justificación o excesivos, sus actos únicamente tienen cabida en un marco determinado por las normas jurídicas (constitución política, instrumentos internacionales vinculantes y legislación nacional) y los derechos humanos.

Sin profundizar en el surgimiento del estado y su evolución bajo la óptica de las teorías que lo explican; sin detenerse a revisar cada uno de los calificativos que se le han ido añadido a través del tiempo (autoritario, constitucional, constitucional y convencional, social, democrático, principalmente); un Estado de derecho es un estado

---

1 Prólogo de DARRIK Hamilton, en BERKHOUT, Esmé, *et al.*, *Informe El virus de la desigualdad. Cómo recomponer un mundo devastado por el coronavirus a través de una economía equitativa, justa y sostenible,* Reino Unido, Oxfam Internacional, 2021, p. 5 [en línea] <https://www.oxfam.org/es/informes/el-virus-de-la-desigualdad>, [31/05/2021].

sujeto a órdenes jurídicos: constitucional, nacional e internacional; donde ir más allá de los límites fijados por dichos órdenes y los derechos humanos, da lugar a reclamos por medio de diferentes vías jurídicas y frente a diversas instancias, se trata de un estado garante del respeto irrestricto a los derechos humanos.[2]

En ese sentido, Luigi Ferrajoli explica que la validez jurídica de toda la actividad del estado radica en la incorporación de los derechos fundamentales a la norma constitucional. Además, atribuye tanto al derecho como al estado una naturaleza instrumental "respecto a finalidades, valores, necesidades, intereses y voluntades extra-estatales y meta-jurídicas",[3] cuyo contenido esencial se lo dan los derechos humanos.

Para Ferrajoli, el valor primario de la persona y la tolerancia —entendida esta última como "la atribución de idéntico valor a cada persona"— son los elementos constitutivos del principio de igualdad jurídica, un principio sumamente complejo que comprende "las diferencias personales" y excluye "las diferencias sociales". De acuerdo con este autor, la igualdad tiene dos acepciones: la primera, expresa "el igual valor asignado a todas las diferentes identidades que hacen de cada persona un individuo diferente de los demás y de cada individuo una persona como todas las demás". La segunda, plantea que la igualdad "radica en el desvalor asociado a otro género de diferencias", donde las diferencias no son rasgos distintivos de cada identidad, sino "privilegios" o "discriminaciones" los cuales constituyen determinantes para la desigualdad. Entre los privilegios o discriminaciones, algunos representan auténticos obstáculos en la vida, libertades y desarrollo de los seres humanos, razón por la cual no se pueden tolerar; en consecuencia, el estado y el derecho deberán intervenir.[4]

---

2 *Cfr.* ACUÑA, Juan Manuel, voz "Estado constitucional de Derecho", FERRER MAC-GREGOR, Eduardo, Martínez Ramírez, Fabiola y Figueroa Mejía, Giovanni A. (coords.), *Diccionario de derecho procesal constitucional y convencional*, t. I, México, Poder Judicial de la Federación, Consejo de la Judicatura Federal, Universidad Nacional Autónoma de México, Instituto de Investigaciones Jurídicas, 2014, pp. 643-645.

3 *Cfr.* FERRAJOLI, Luigi, *Derecho y razón. Teoría del garantismo penal*, pról. Norberto Bobbio, 3ª ed., España, Trotta, 1998, p. 905.

4 *Ibidem*, pp. 906 y 907.

La igualdad es un principio normativo y un juicio de valor, construido a partir del reconocimiento de que los seres humanos son distintos, dicho de otra manera, cada uno tiene características que lo hacen único.

La igualdad "formal" o "política" prescribe una consideración igualitaria para todos los individuos. Por otro lado, la igualdad "sustancial" o "social" expone que los individuos "deben ser hechos tan iguales como sea posible y que, por consiguiente, no se debe prescindir del hecho de que son social y económicamente desiguales". Las desigualdades son la antítesis de la igualdad sustancial o social y, son reconocidas por el Estado y su orden jurídico con el fin de ser "removidas o compensadas lo más posible".[5]

El principio de igualdad tiene dos facetas o formas de expresarse, como igualdad formal o como igualdad sustancial; las transgresiones a ésta última se identifican como desigualdades del orden social y del orden económico. Los rasgos asociados a la cuestión económica, representan por excelencia, los obstáculos casi invencibles que enfrenta el desarrollo humano y, naturalmente, la realización plena de los derechos humanos.

Cruz Parcero al describir diversas teorías sobre los derechos humanos, se detiene a comentar, la que califica como una teoría pluralista porque funda los derechos humanos sobre más de un valor, se concentra especialmente en lo sostenido por Carlos Santiago Nino y Rodolfo Vázquez, quienes desde una visión kantiana, optan por "la autonomía, la inviolabilidad, la dignidad de la persona y la igualdad" como los valores/principios de los cuales dimana y sobre los que se construye el sistema de derechos humanos. En este contexto, el principio de igualdad "establece que toda persona pueda contar con recursos necesarios o el acceso a bienes que le permitan llevar a cabo una vida autónoma y digna". También, da fundamento a los derechos económicos, sociales y culturales.[6]

---

5 *Ibidem*, p. 907.

6 Cruz Parcero, Juan Antonio, "Hacia una teoría constitucional de los derechos humanos", en *Revista del Centro de Estudios Constitucionales de la Suprema Corte de Justicia Nación*, año II, núm. 3, México, julio-diciembre 2016, pp. 16 y 17 [en línea] <https://www.sitios.scjn.gob.mx/cec/sites/default/files/

La democracia es —en esencia— una forma de gobierno basada en reconocer "a las personas una igualdad esencial de oportunidades para el ejercicio de sus derechos civiles y políticos. Su origen deviene del ejercicio soberano del pueblo para la estructuración del poder público; reconoce y protege los derechos fundamentales de la persona humana; la subordinación del Estado al derecho; y el respeto a los diversos puntos de vista y formas de pensar".[7] Dado que tiene como condición *sine qua non* para su existencia a la igualdad, hoy por hoy, se identifica como la forma de gobierno que facilita —por excelencia— la auténtica vigencia de dicho principio. Lo anterior, no niega la presencia de situaciones donde la democracia fue utilizada como justificación para intervenciones bélicas o facilitó la instalación de "valores" como la "libertad de mercado" que acabaron profundizado la desigualdad. "La meta de una sociedad democrática es conciliar la mayor diversidad posible con la participación del mayor número posible en los instrumentos y los beneficios de la actividad colectiva".[8]

El Estado democrático de derecho y el orden jurídico, así como los derechos humanos que les dan esencia y validez, al tiempo que deben protegerlos y garantizarlos, encuentran su fundamento en la dignidad humana; a la cual se pueden sumar otros valores como la autonomía, la igualdad y la inviolabilidad, como ya se mencionó. Ya sea que la igualdad acompañe a la dignidad como la fuente de los derechos humanos o, se trate de un principio primordial extraído de ella, en cualquier caso, queda evidenciada su necesariedad para la existencia del estado.

La vigencia y realización del principio de igualdad debe ser plena, ni siquiera tolerar amenazas en cualquiera de sus dos facetas: la

---

publication/documents/2019-03/05_CRUZ_REVISTA%20CEC_03.pdf> [27/04/2021].

7 CONTRERAS BUSTAMANTE, Raúl, voz "democracia", CONTRERAS BUSTAMANTE, Raúl y DE LA FUENTE RODRÍGUEZ, Jesús (coords.), *Diccionario Jurídico*, México, Universidad Nacional Autónoma de México, Facultad de Derecho, Tirant lo Blanch, 2019, p. 633.

8 TOURAINE, Alain, "¿Qué es la democracia?", en Rev. *El Correo de la UNESCO: una ventana abierta sobre el mundo*, XLV, noviembre 1992, pp. 8-12 [en línea] <https://es.unesco.org/courier/novembre-1992/que-es-democracia>, [28/04/2021].

formal o la sustancial. Es justamente la igualdad sustancial o social (como la denomina Ferrajoli), también nombrada en la literatura especializada como sustantiva, la que cobra un especial interés para efectos de este texto, cuya antítesis son las desigualdades expresadas como privilegios o discriminaciones, pues sus efectos se traducen en limitaciones al desarrollo humano y, por ende, afectaciones a la dignidad humana.

II. DESIGUALDAD ECONÓMICA

En la actualidad, se tienen identificadas con toda claridad las obligaciones de los estados en materia de derechos humanos, por ejemplo, en la Constitución Política de los Estados Unidos Mexicanos están previstas en el párrafo tercero del artículo 1° constitucional.

Los actos del estado son realizados a través de sus poderes, órganos y básicamente, a través del gobierno. En esa línea de ideas, si se suma la óptica de la ciencia económica, el gobierno tiene funciones específicas cuando se trata de la forma cómo el estado se relaciona con la economía. Samuelson le atribuye al gobierno estadounidense las siguientes funciones consideradas como válidas para cualquier economía mixta (como es la mexicana):

> "1. Mejorar la eficiencia económica.
> 2. Reducir la desigualdad económica.
> 3. Estabilizar la economía mediante políticas macroeconómicas.
> 4. Dirigir la política económica internacional".[9]

En ese sentido, el estado debe promover, respetar, proteger y garantizar la igualdad, no sólo como una obligación en materia de derechos humanos, sino también en materia económica.

La desigualdad económica "es la diferencia que existe en la distribución de bienes, ingresos y rentas en el seno de un grupo, una socie-

---

[9] SAMUELSON, Paul A. y NORDHAUS, William D., *Economía con aplicaciones a Latinoamérica*, 19ª ed., revisión téc. y adap. Lilianne Isabel Pavón Cuellar y Carlos Blanco Huitrón, México, McGraw-Hill, 2010, p. 312.

dad, un país o entre países".[10] También se conceptualiza como la "[d]iferencia en la distribución de activos, ingresos o bienestar entre la población".[11] Para Samuelson, la desigualdad económica se trata del control sobre recursos económicos y concretamente, es una cuestión de distribución del ingreso.[12]

La desigualdad económica se encuentra relacionada con otro fenómeno multifactorial por demás conocido y poco atendido en México, la pobreza, pese a su relación no son sinónimos, conviene aclarar que pueden existir una sin la otra o pueden estar presentes ambas; la "desigualad hace referencia a la variación de los estándares de vida de la población, independientemente de si dicha población está o no en pobreza".[13]

La desigualdad económica se trata de una notable diferencia en la forma como se distribuye el ingreso y la riqueza entre los integrantes de una población determinada, cuanto mayor sea la brecha entre quien percibe mayores ingresos y quien menos, más grande será la brecha de la desigualdad económica. Para complementar esta explicación, conviene recordar que ingreso es el "[f]lujo de salarios, pagos de interés, dividendos y otros ingresos que corresponden a un individuo o país durante un cierto espacio de tiempo (en general un año)".[14] Por otra parte, el ingreso personal es la "[m]edida del ingreso antes de que se deduzcan los impuestos. En otras palabras, es igual al ingreso personal disponible más los impuestos netos".[15] Es

---

10 AGENCIA DE LA ONU PARA LOS REFUGIADOS. Comité Español, *¿Qué es la desigualdad económica y por qué se produce?*, ACNUR Comité Español, octubre, 2018 [en línea] <https://eacnur.org/blog/desigualdad-economica-que-es-tc_alt45664n_o_pstn_o_pst/>, [28/04/2021].

11 Voz "desigualdad económica", *Glosario*, México Cómo Vamos A.C., México, 2021 [en línea] <https://mexicocomovamos.mx/glosario/>, [28/04/2021].

12 SAMUELSON, Paul A. y NORDHAUS, William D., *op. cit.*, pp. 329-330.

13 MCKAY, A., *Defining and measuring inequality, Overseas Development Institute and University of Nottingham*, 2002. Citado por Galindo, Mariana y Ríos, Viridiana, "Desigualdad" en *Serie de Estudios Económicos*, vol. I, julio 2015, México, México ¿cómo vamos?, p. 1 [en línea] <https://scholar.harvard.edu/files/vrios/files/201508_mexicoinequality.pdf?m=1453513192>, [27/05/2021].

14 SAMUELSON, Paul A. y NORDHAUS, William D., *op. cit.*, p. 691.

15 *Ídem.*

pertinente tener presente el significado de riqueza como "el valor en dinero de los activos financieros y tangibles, menos la cantidad de dinero que se debe a los bancos y a otros acreedores".[16]

Relacionado con la desigualdad de la riqueza se advierte que:

> [...] ha seguido una tendencia ascendente desde 1980, que no se vio afectada por la crisis de 2008. La evolución de la distribución mundial de la riqueza depende de la disparidad de la riqueza media entre países y dentro de los países. Desde 1980, la riqueza privada media ha crecido con mayor rapidez en las grandes economías emergentes –como China– [*Latinobarómetro (2018)*] que en los países desarrollados, debido a que dichas economías han experimentado un crecimiento más veloz y a las enormes transferencias de riqueza del sector público al privado. [...][17] [*Texto añadido*]

Para atender el problema de la desigualdad es necesario medirla, por ello es importante contar con datos sobre el ingreso personal y la riqueza, a partir de ahí identificar variables como son el porcentaje de ingresos y el porcentaje de familias, variables utilizadas en la gráfica llamada "curva de Lorenz" donde se contrastan tres patrones: la igualdad absoluta, la desigualdad absoluta y la desigualdad real, una vez vaciados los datos será posible determinar una medida del grado de desigualdad en la distribución del ingreso.[18] Para contar con una medida exacta, los economistas emplean el coeficiente de Gini para ponderar "el nivel de concentración que existe en la distribución de los ingresos en la población a partir de valores entre 0 [cero representa igualdad absoluta] y I [uno significa la concentración del ingreso en una sola persona]".[19] [*Texto añadido*]

---

16 *Ibidem*, p. 330.

17 Programa de las Naciones Unidas para el Desarrollo, *Informe sobre Desarrollo Humano 2019. Más allá del ingreso, más allá de los promedios, más allá del presente: Desigualdades del desarrollo humano en el siglo XXI*, Estados Unidos de América, Programa de las Naciones Unidas para el Desarrollo, 2019, p. 147 [en línea] <http://www.hdr.undp.org/sites/default/files/hdr_2019_es.pdf>, [30/05/2021].

18 *Ibidem*, pp. 330-331.

19 Galindo, Mariana y Ríos, Viridiana, "Desigualdad" en *Serie de Estudios Económicos*, vol. I, julio 2015, México, México ¿cómo vamos?, p. 2 [en línea] <https://scholar.harvard.edu/files/vrios/files/201508_me xicoinequality.pdf?m=1453513192>, [27/05/2021].

Sobre las causas de la desigualdad económica son múltiples y suelen aparecer conjuntamente en escenarios donde las más perjudicadas son las personas en situación de vulnerabilidad —sin obviar, que la desigualdad económica afecta a todos—, pero, sus efectos son especialmente trascendentes en aquellos seres humanos a quienes el aparato estatal y la propia sociedad han excluido sistemáticamente, hasta de los recursos materiales elementales para mantenerse con vida.

Entre las principales causas de la desigualdad económica se encuentran:[20]

a) "Dificultades para el acceso a la formación". Esta causa recuerda aquella consigna sobre el poder que da el conocimiento y la información. Cuando alguien cuenta con un mayor conocimiento sobre algo, se incrementa sus posibilidades de acceder a ventajas distintas del resto. No se trata de conocimiento técnico ni especializado, ni siquiera académico; pero, es un hecho que saber leer y escribir le pueden cambiar la vida a las personas.

   Esta causa radica en que exista la oportunidad de acceder a cualquier clase de formación que permita a la persona, incorporarse o proveerse a sí misma de una fuente de ingresos y, en consecuencia, de una remuneración decente. La formación académica, hoy por hoy, no garantiza un lugar en el mercado laboral y mucho menos un ingreso justo; párrafos adelante se volverá a tocar este punto.

b) "Imposibilidad de acceder a los espacios de toma de decisiones". Aun dentro de las naciones desarrolladas y con ingresos altos, el bienestar siempre puede maximizarse con la debida voluntad política, esa misma voluntad, igualmente puede cometer omisiones graves. Mientras la representación de la población no sea auténtica y atienda intereses ajenos, será menos

---

20 AGENCIA DE LA ONU PARA LOS REFUGIADOS, Comité Español, *¿Qué es la desigualdad económica y por qué se produce?*, ACNUR Comité Español, octubre, 2018 [en línea] <https://eacnur.org/blog/desigualdad-economica-que-es-tc_alt45664n_o_pstn_o_pst/>, [28/04/2021].

probable la implementación de políticas para erradicar la desigualdad y favorecer la igualdad.

c) "Desigualdad de género". La desigualdad de género es un grave problema social, especialmente en América Latina, históricamente las mujeres han sido afectadas en todas las esferas de su vida y víctimas de agresiones basadas en prejuicios y odio, expresadas cotidianamente como salarios desiguales y hasta feminicidios.

d) "Conflictos". De guerras hasta climas de violencia donde el estado parece un mero espectador, en donde la delincuencia deja sentir toda su fuerza mientras la población es oprimida y no hay una sola posibilidad de salir adelante; la seguridad pública se erige como una condición sin la cual, no puede existir crecimiento, menos desarrollo.

III. DESIGUALDAD ECONÓMICA EN AMÉRICA LATINA Y EN MÉXICO

Hace casi diez años cuando se publicó la primera edición de la obra *El precio de la desigualdad. El 1% de población tiene lo que el 99% necesita*[21] de Joseph E. Stiglitz y desde entonces, la situación no ha cambiado. La desigualdad en todas sus caras permanece presente en todo el mundo, en países desarrollados y en países en desarrollo, es parte de la historia misma del ser humano y por ello, incluso hay quien se atreve a afirmar es parte de la naturaleza humana.[22] Sin embargo, existe una diferencia abismal entre la tendencia natural de los recién nacidos a diferencias entre una cosa u otra y la conducta consciente dirigida a distinguir, excluir o restringir derechos y libertades.

---

21 *Véase* Stiglitz, Joseph E., *The price of inequality: How today´s divided society endangers our future*, Estados Unidos de América, Taurus, 2012.

22 *Véase* Forbes Staff, "La desigualdad es una condición natural de la vida: Ricardo Salinas Pliego", *Revista Forbes México*, 15/04/2021 [en línea] <https://www.forbes.com.mx/noticias-desigualdad-condicion-natural-vida-ricardo-salinas-pliego/>, [31/05/2021].

La igualdad y la desigualdad son un asunto que probablemente acompañe a la humanidad hasta el último de sus días, no por ser intrínseca al ser humano, sino por los estragos que provoca en el desarrollo individual y colectivo. En el siglo XVIII, Jean-Jacques Rousseau en su *Discurso sobre el origen de la desigualdad entre los hombres*[23] apuntalaba las bases ideológicas y explicaciones sobre la injusta situación de miles de personas, más tarde trascendería en la divisa "Libertad, Igualdad, Fraternidad" de la Revolución Francesa de 1789.

Algo similar ocurrió en México, cuando durante la lucha por la Independencia, Miguel Hidalgo y Costilla emitió un Bando[24] el 6 de diciembre de 1810, en el cual abolió la esclavitud, detuvo el pago de tributos de las castas y toda exacción requerida a los indios. Igualmente, José María Morelos y Pavón escribió los *Sentimientos de la Nación*,[25] documento que dio a conocer el 14 de septiembre de 1813 y es reconocido como el primer antecedente del Derecho económico mexicano, pues previó medidas urgentes para corregir la desigualdad económica.

La preocupación por la desigualdad persiste y como lo muestra la obra de Stiglitz, a finales del siglo XX y lo que va del XXI, se trata de un problema sobre el cual hay estudios, diagnósticos e informes, lo que, desde otra perspectiva, significa que no se está atendiendo con la diligencia adecuada; como debería ser en un estado democrático de derecho.

---

23 *Véase* ROUSSEAU, Jean-Jacques, *Discurso sobre el origen de la desigualdad entre los hombres*, Alicante, Biblioteca Virtual Miguel de Cervantes, 1999 [en línea] <http://www.cervantesvirtual.com/obra-visor/discurso-sobre-el-origen-de-la-desigualdad-entre-los-hombres--0/html/ff008a4c-82b1-11df-acc7-002185ce6064_5.html>, [31/05/2021].

24 INSTITUTO NACIONAL DE ESTUDIOS HISTÓRICOS DE LAS REVOLUCIONES DE MÉXICO, *Bando de Miguel Hidalgo y Costilla*, Guadalajara, México, 06/12/1810 [en línea] <https://constitucion1917.gob.mx/work/models/Constitucion1917/Resource/263/1/images/Independencia04.pdf>, [31/05/2021].

25 MORELOS Y PAVÓN, José María, *Sentimientos de la nación*, 14/09/1813 [en línea] <http://congresogro.gob.mx/LX-LEGISLATURA/images/Documentos/sentimientos.pdf>, [31/05/2021].

La desigualdad es un tema urgente para Latinoamérica —y debería ser prioritario, especialmente en tiempos de pandemia por el virus SARS-CoV-2—, así lo muestra el *Informe sobre Desarrollo Humano 2019* del Programa de las Naciones Unidas para el Desarrollo (en adelante *Informe 2019*), sobre el cual se comentarán algunos datos relevantes de "la región más desigual del mundo" como se califica a América latina.

Se menciona como una de las causas del origen de las desigualdades horizontales[26] a la cultura del privilegio, característica de la época colonial, persistente hasta la actualidad.[27]

En América Latina, las crisis económicas son una constante. Luego de una crisis, la tasa de pobreza incrementa y en un número considerable de casos, la desigualdad también crece. La población de la región percibe la injusta distribución de la riqueza porque la padece día con día; de acuerdo con los datos expresados en el Informe 2019, desde 2012 la percepción de injusticia ha ido aumentando, visto de otra manera, la demanda por la igualdad en la distribución de la riqueza ha amplificado.[28]

---

26 Entre los autores que han explorado el tema de la desigualdad, varios parten de identificar y diferenciar entre la "desigualdad vertical" y la "desigualdad horizontal", la primera se caracteriza porque tiene como criterio determinante el elemento económico y, la segunda, además de la cuestión económica suma aspectos políticos, sociales y culturales que conforman la identidad de un grupo. Para profundizar sobre estas dos facetas de la desigualdad se recomiendan los trabajos de:
González Ortiz, Felipe y Valencia Londoño, Paula Andrea, "Desigualdad horizontal y democracia con desigualdad en México y Colombia", en *Revista de Ciencias Sociales (RCS), Revista de la Facultad de Ciencias Económicas y Sociales,* Universidad del Zulia, Venezuela, vol. XXV, núm. especial 1, 2019, pp. 295-311 [en línea] <https://dialnet.unirioja.es/servlet/articulo?codigo=7113731>, [03/06/2021].
Puyana Mutis, Alicia, "Desigualdad horizontal y discriminación étnica en cuatro países latinoamericanos", en *Revista de la CEPAL,* Comisión Económica para América Latina y el Caribe, núm. 125, agosto 2018, pp. 47-70 [en línea] <https://repositorio.cepal.org/bitstream/handle/11362/43991/1/RVE125_Puyana.pdf>, [03/06/2021].

27 *Informe sobre Desarrollo Humano 2019..., Óp. cit.*, p. 63.

28 *Ibidem,* p. 60 y 65.

Si bien, se reporta que entre 2003 y 2013 decenas de millones de personas salieron de la pobreza, los factores que pueden hacerles caer de nuevo en ella continúan presentes. En contraste, las élites de la región figuran entre los grupos más ricos del mundo.[29]

En América Latina, la clase media paga más de lo que recibe por los servicios públicos.[30] Las historias de los cobros por agua que jamás se recibe y acaban en condonaciones históricas, ya son clásicas en ciudades como la capital mexicana.[31]

Se calculan 30 millones de jóvenes que no estudian, no trabajan ni reciben capacitación alguna; de los cuales el 76% son mujeres. Resaltan los datos acerca de la preparación académica, pues tampoco garantiza un mejor futuro.[32]

Es muy interesante el comentario al margen[33] sobre la relación entre la desigualdad y el crecimiento económico de la región con la particular intención de la compensación. En él se explica que ningún extremo político ha dado los resultados esperados: ya sea que se privilegie las políticas que impulsan y fomentan la igualdad y, dejan de lado, los apoyos y fomento a la producción (políticas generalmente asociadas a gobiernos con ideologías de corte populista); o, se favorezca la implementación de políticas de crecimiento económico vinculadas directamente con intereses de grupos con poder económico y poder político (la orientación ideológica que predomina en estas acciones es de corte neoliberal y se resta relevancia a la inclusión y sostenibilidad).

---

29 *Ibidem*, pp. 80, 129 y 130.

30 *Ibidem*, p. 285.

31 ASAMBLEA DEL LEGISLATIVA DEL DISTRITO FEDERAL, VII Legislatura, *Noticias: Cuestionan condonación de pago de agua en Iztapalapa*, 05/04/2013, [en línea] <http://aldf.gob.mx/comsoc-cuestionan-condonacion-pago-agua-iztapalapa–12802.html>, [27/05/2021]. Años después, la situación no ha cambiado: *CDMX condonará pago de agua a 72 colonias de Iztapalapa*, Redacción del periódico "El Financiero", 21/04/2021 [en línea] <https://www.elfinanciero.com.mx/cdmx/2021/04/21/cdmx-condonara-pago-de-agua-a-72-colonias-de-iztapalapa/>, [27/05/2021].

32 *Informe sobre Desarrollo Humano 2019…*, *op. cit.*, p. 264.

33 *Cfr.* "Nota al pie número 60", *Informe sobre Desarrollo Humano 2019…*, *op. cit.*, p. 308.

Se reitera, cualquiera de los extremos no ha funcionado. De modo que hoy, los contrastes son impactantes, más allá de la ideología: en Estados Unidos de América, el presidente Joe Biden anunció un Plan de recuperación económica para superar la crisis originada por el "Gran Confinamiento", que en sus propias palabras "recompense el trabajo, no solo la riqueza, que cree una economía justa y de a todos la oportunidad de triunfar [...]". En China, particularmente en Pekín, el gobierno y la población dirigen un boicot contra las empresas de moda originarias de occidente, luego de las acusaciones por presuntas violaciones a los derechos humanos de los trabajadores en las fábricas que manufacturan la ropa de dichas marcas. De vuelta a Estados Unidos, en el Estado de Alabama, en la Ciudad de Birmingham, los trabajadores de Amazon por fin consiguieron integrar una sección sindical, siendo la primera organización de trabajadores frente a esa empresa con presencia global. Mientras tanto en Venezuela, opera el libre mercado y la ciudadanía no soporta el precio del otrora "servicio público" de limpieza.[34]

Se encuentra en la política fiscal una posible solución a la desigualdad económica, en ese sentido:

> La política fiscal puede resultar muy eficaz para eliminar la desigualdad en términos de ingresos y oportunidades. Una comparativa de la desigualdad de los ingresos entre las economías avanzadas y emergentes pone de relieve la función redistributiva de los sistemas de impuestos y transferencias directos (...). Pese a que en las economías avanzadas los impuestos y transferencias directos reducen el coeficiente de Gini en 0,17 puntos (de 0,48 a 0,31), la reducción es muy inferior en las economías emergentes y en desarrollo (de 0,04 puntos, pasando de 0,49 a 0,45), *que incluyen algunos de los países de América Latina con mayor desigualdad del mundo en términos de ingresos.* [...][35] [*Énfasis añadido*]

Para cerrar el comentario sobre América Latina, debe quedar apuntado que, conforme a los datos del *Informe 2019*, con la preo-

---

34 DW Español, *Las noticias más importantes de la semana*, 03/04/2021 [en línea] <https://www.youtube.com/watch?v=OQ-rbkBg3vw&t=583s>, [27/05/2021].

35 *Informe sobre Desarrollo Humano 2019...*, *op. cit.*, p. 276.

cupación por la desigualdad económica sólo rivaliza la desbordada desigualdad de género.

En lo que respecta a los Estados Unidos Mexicanos, considerado un "país en desarrollo" de acuerdo con un criterio económico, el *Informe 2019* expresa algunos datos sumamente valiosos, de los cuales únicamente se comentarán aquellos relacionado con el tema de este trabajo.

Al describir la relación entre desigualdades y violencia, se ilustra con el caso de México donde la desigualdad de ingresos está íntimamente vinculada con el aumento de la violencia.[36]

El Estado Mexicano no sólo es el tercer país con el mayor número de habitantes dedicados al empleo informal en el sector no agrícola, además, también ocupa ese lugar en cuanto al número de mujeres dedicadas a esta actividad económica.[37] Dato relevante porque, es la población dedicada al empleo informal la que se vio especialmente afectada por las medidas para prevenir contagios por coronavirus.

Para tratar el tema de cómo los mercados no competitivos afectan de manera desproporcionada a las personas en situación de pobreza, se explora los casos de los oligopolios en telecomunicaciones y en explotación de maíz en México, así como la urgencia de mejorar la eficiencia del sistema de competencia económica en mercados clave para beneficio de las familias;[38] lo cual trae aparejada una revisión necesaria de la política económica y su marco legal.

La relación entre la desigualdad y México —como ya se anotó— es tan antigua como su historia económica y social, así lo pone de relieve el sistema económico despótico tributario que predominó entre las civilizaciones originarias antes de la llegada de los españoles.

Este apartado se concentró en los datos del multicitado Informe 2019; sin embargo, la desigualdad no es un asunto que únicamente preocupe a la Organización de las Naciones Unidas, entidades tanto gubernamentales como no gubernamentales, nacionales como inter-

---

36 *Ibidem*, p. 103.

37 *Ibidem*, pp. 169-171.

38 *Cfr. Ibidem*, p. 275.

nacionales, han volcado su atención sobre esta cuestión. A continuación, se mencionarán algunos casos significativos.

El Banco Mundial es organismo económico internacional, más allá de la ideología económica que han descrito y describen ahora sus políticas económicas, cuenta con una plataforma llamada *LAC Equity Lab*[39] encargada del análisis de la pobreza y desigualdad en América Latina y el Caribe.

Oxfam Internacional es una confederación de organizaciones no gubernamentales con presencia en varios países, entre ellos México donde reside una organización filial, Oxfam México. Las personas que colaboran en diferentes aspectos de esta organización, lo hacen con el objetivo de tener una incidencia global en el combate "a la desigualdad y, así, acabar con la pobreza y la injusticia".[40] Uno de sus resultados de mayor alcance sobre el seguimiento a la situación de la desigualdad y su relación con el virus SARS-CoV-2 es el trabajo *El virus de la desigualdad,* publicado en enero de 2021, documento que presenta entre otros datos destacados: "En tan solo nueve meses las mil mayores fortunas del mundo han recuperado su nivel de riqueza previo a la pandemia, mientras que para las personas en mayor situación de pobreza esta recuperación podría tardar MÁS DE UNA DÉCADA en llegar".[41]

También existen plataformas independientes como la *World Inequality Database (WID.world)* un sitio en internet creado en 2011 gracias al trabajo colaborativo de investigadores en todo el planeta, quienes con sumo rigor y siguiendo métodos estandarizados tienen como "objetivo proporcionar acceso libre y conveniente a la más ex-

---

39 Banco Mundial, *LAC Equity Lab: Plataforma de Análisis de Pobreza y Desigualdad* [en línea] <https://www.bancomundial.org/es/topic/poverty/lac-equity-lab1>, [01/06/2021].

40 Oxfam Internacional, *Nuestra misión, visión y valores* [en línea] <https://www.oxfam.org/es/que-hacemos/quienes-somos/mision-vision-valores>, [03/06/2021].

41 Berkhout, Esmé, *et al., Informe El virus de la desigualdad. Cómo recomponer un mundo devastado por el coronavirus a través de una economía equitativa, justa y sostenible,* Reino Unido, Oxfam Internacional, enero 2012, p. 8 [en línea] < https://www.oxfam.org/es/informes/el-virus-de-la-desigualdad>, [03/06/2021].

tensa base de datos sobre la evolución histórica de la distribución del ingreso y la riqueza a nivel mundial".[42] Uno de sus productos mejor logrados es el *Informe sobre Desigualdad Global de 2018*, su edición más reciente,[43] en él se detalla el aumento generalizado de la desigualdad en todas las regiones del planeta en las últimas décadas a distintas velocidades, aun en países con niveles de desarrollo similares, lo que hizo posible determinar el rol estratégico que juegan las políticas e instituciones nacionales para frenar el avance de la desigualdad.[44]

En México no se mide la desigualdad; aunque se generan datos a partir de los cuales se podría calcular. El Instituto Nacional de Estadística y Geografía (INEGI) es la entidad pública integrante del Subsistema Nacional de Información Demográfica y Social, encargada de elaborar los indicadores clave para obtener la "Información de Interés Nacional" sobre la distribución del ingreso y pobreza,[45] específicamente, se ocupa de concentrar la información sobre el comportamiento "del ingreso y gasto corriente trimestral en los hogares, en lo que concierne a su monto, procedencia y distribución".[46] La información se obtiene a través de una encuesta la cual, posteriormente, se difunde, así como lo relativo a su proceso de elaboración y análisis de datos, su edición actual se publicó en 2019 y expone datos de 2018.[47]

---

42 WORLD INEQUALITY DATABASE, *Quiénes somos* [en línea] <https://wid.world/es/wid-world-es/>, [01/06/2021].

43 *Véase* CHANCEL, Lucas (coord. gral.), *World inequality Report 2018*, WID.world, World Inequality Lab, 2017, 296 p. [en línea] <https://wir2018.wid.world/files/download/wir2018-full-report-english.pdf>, [01/06/2021].

44 En el idioma español únicamente se encuentra disponible el resumen ejecutivo. *Cfr.* CHANCEL, Lucas (coord. gral.), *Informe sobre Desigualdad Global 2018. Resumen ejecutivo*, WID.world, World Inequality Lab, 2017, 17 p. [en línea] <https://wir2018.wid.world/files/download/wir2018-summary-spanish.pdf>, [02/06/2021].

45 Artículos 21, 22 y 78, fracción I de la *Ley del Sistema Nacional de Información Estadística y Geográfica*, publicada en el Diario Oficial de la Federación el 16 de abril de 2008, última reforma publicada el 20/05/2021.

46 INSTITUTO NACIONAL DE ESTADÍSTICA Y GEOGRAFÍA, *Ingresos y gastos de los hogares*, [en línea] <https://www.inegi.org.mx/temas/ingresoshog/#Publicaciones>, [01/06/2021].

47 *Ibid.*

Estrechamente relacionado con el seguimiento del ingreso en los hogares mexicanos esta la medición de la pobreza, aun cuando ya se aclaró que pobreza no es sinónimo de desigualdad, materialmente sus efectos en los seres humanos tienen muchos elementos en común. De la medición de la pobreza se encarga el Consejo Nacional de Evaluación de la Política de Desarrollo Social (CONEVAL),[48] uno de sus dos objetivos generales es "[e]stablecer los lineamientos y criterios para la definición, identificación, análisis y medición de la pobreza, garantizando la transparencia, objetividad y rigor técnico de dicha actividad".[49]

IV. ENFERMEDADES INFECCIOSAS Y ECONOMÍA

A menudo la historia económica a escala global, regional o nacional permite contar con una lectura diferente de los sucesos que han marcado a la humanidad. La historia como la sociología o la estadística, se encuentra estrechamente vinculada con la economía pues aportan información que permite la comprobación o refutación de las teorías económicas; además de los aprendizajes sobre cómo los grupos humanos resolvieron en un momento y espacio específicos, las tres interrogantes básicas de toda sociedad económica: ¿qué producir?, ¿cómo producir? y ¿para quién producir?

---

48 "Artículo 2. Naturaleza Jurídica, Régimen Laboral y Sectorización del Consejo:

> [...] es un organismo público descentralizado con personalidad jurídica, patrimonio propio, autonomía técnica y de gestión para el cumplimiento de sus atribuciones, objetivos y fines, de conformidad con la Ley Federal de las Entidades Paraestatales y su Reglamento, la Ley General de Desarrollo Social, el Reglamento de esta Ley y el Decreto que Regula el Consejo Nacional de Evaluación de la Política de Desarrollo Social.
>
> El Consejo está sectorizado, para fines presupuestales, a la Secretaría de Desarrollo Social y tiene su sede en la Ciudad de México.
>
> [...]"

Estatuto Orgánico del Consejo Nacional de Evaluación de la Política de Desarrollo Social publicado en el Diario Oficial de la Federación de 16 de julio de 2007, la última reforma se publicó el 26/08/2020.

49 *Ibidem*, artículo 3°.

Un análisis histórico objetivo de datos económicos debería abonar al criterio de la autoridad encargada de la toma de decisiones para aprender de la experiencia y así, enfrentar y superar con menos perjuicios las recesiones y crisis económicas; desafortunadamente, los intereses económicos y políticos de unos cuantos, son capaces, incluso, de acomodar la historia a modo. De ahí que regímenes autoritarios, entre sus primeras medidas, busquen olvidar o modificar la historia.

La relación entre la economía y las enfermedades infecciosas es un asunto poco atendido. Las plagas, brotes, epidemias y pandemias han sido y seguirán siendo cruciales en el comportamiento de los agentes económicos porque obligan cambios en su conducta y afectan sus beneficios.

Desafortunadamente, en el enfrentamiento a las enfermedades infecciosas, las personas con menos recursos económicos son quienes más sucumben. Los bajos ingresos económicos y, por ende, la imposibilidad de satisfacer las necesidades básicas, colocan a las personas en una situación de desventaja para afrontar problemas de salud que pudieron prevenirse con una alimentación nutritiva, saludable y suficiente.

En esa línea de ideas, la desigualdad económica está presente al mismo tiempo que la pobreza y con ellas, la probabilidad de la presencia de algún otro rasgo motivo de discriminación, así queda expuesto en el siguiente caso: “En los Estados Unidos, si la tasa de mortalidad de la población latina y negra hubiese sido la misma que la de la [población blanca, aproximadamente 22000 personas negras y latinas] habrían seguido con vida en diciembre de 2020”.[50]

Los brotes, epidemias y pandemias, como lo fueron en su momento las plagas, cobran un significado especial para la economía, penosamente similar al que adquieren las guerras, esto es, como un incentivo para las actividades económicas de ciertos agentes económicos, en este caso: las grandes farmacéuticas con presencia global; así como la guerra impulsa la producción de armas.

---

50 BERKHOUT, Esmé, *et al.*, *op. cit.*, p. 8.

Ya sea que se trate de *plaga* y *pestis* en la Grecia antigua o de la pandemia actual por coronavirus, quienes siempre recienten primero los efectos de una alteración en la salud pública por agentes patógenos altamente contagiosos, es la población en situación de vulnerabilidad, porque su salud es frágil o porque no encuentra acceso a atención médica.

En la plaga ateniense del 430 a. C., la alta densidad poblacional operó a favor de la propagación rápida de la enfermedad y con efectos notorios en el respeto a las leyes civiles y religiosas, y la economía; la plaga trajo alteraciones al orden público. Otro ejemplo de la antigüedad es la peste Antonina o plaga de Galeno, cuya presencia mermó la población civil y la milicia, incluso cobró la vida del emperador Marco Aurelio. En estos ejemplos se identifica a la circulación de militares y comerciantes como los agentes que favorecieron la expansión de la enfermedad.[51]

La peste negra o muerte negra se expandió por Asia y Europa, su origen se atribuyó a cuestiones tan variadas como a movimientos planetarios hasta acusaciones contra grupos religiosos minoritarios. La peste expuso la necesidad de contar con médicos y de tener acceso a ellos; la mayoría de la población terminada accediendo a remedios mágicos. La propia obra artística de la época dio cuenta de la desigualdad económica, exponiendo la forma como unos y otros enfrentaban la enfermedad, la mejor muestra fue el *Decamerón* de Giovanni Boccaccio.

Las expresiones de desigualdad se hacían notar incluso entre los pocos médicos que había, quienes aceptaban ser "médicos de la peste" eran los considerados "médicos de segundo grado, que no habían sido particularmente exitosos en su práctica, o doctores jóvenes, que trataban de establecerse".[52] Más tarde, serían justamente estos "doctores de la peste" quienes aportaría información para entender la enfermedad. Este hecho histórico recuerda los efectos de una ac-

---

51 *Cfr.* Leal Becker, Rodrigo, "Breve historia de las pandemias", en *Psiquiatría.com,* vol. 24, pp. 3 y 4, [en línea] <http://www.codajic.org/sites/www.codajic.org/files/Breve%20historia%20de%20las%20pandemias. pdf>, [06/06/2021].

52 *Ibid,* p. 9.

ción incompleta de la política de salud, al aplicar las vacunas contra la covid-19 al personal médico de las instituciones de salud pública; desconociendo, la importancia de la práctica individual privada en la canalización y atención de casos de personas enfermas.[53]

El transcurrir de los siglos y las transformaciones estructurales por las que han atravesado las diferentes sociedades humanas, no son sinónimo de desarrollo y evolución. Pese a las nuevas aplicaciones y desarrollos científicos que podrían salvar vidas, se anteponen intereses económicos[54] y políticos.[55]

Ya entrado el siglo XXI, la humanidad no está exenta de nuevas amenazas infecciosas, por el contrario, el catálogo se amplió: la fiebre hemorrágica de Crimea-Congo (FHCC), enfermedad por el virus del ébola, enfermedad por el virus de Marburg, fiebre de Lassa, coronavirus causante del síndrome respiratorio de Oriente Medio (MERS-CoV), síndrome respiratorio agudo severo (SARS), enfermedades de Nipah y henipaviral, fiebre del Valle del Rift (FVR), zika, principalmente;[56] en este listado elaborado en 2018, todavía no figuraba el SARS-CoV-19.

---

53 *Véase* ORTIZ, Alexis, "Niegan Segob y Salud dar fecha de vacunación para médicos privados: Médicos que asistieron a una reunión con autoridades federales manifestaron que se encontraron con un "rotundo no", ante la exigencia de ser vacunados contra el Covid-19", en Periódico *El Universal*, secc. Nación, México, 09/04/2021, [en línea] <https://www.eluniversal.com.mx/nacion/covid-19-niegan-segob-y-salud-dar-fecha-de-vacunacion-para-medicos-privados>, [06/06/2021].

54 *Véase* KAPLAN, Thomas, *et al.*, "Biden apoya liberar las patentes de las vacunas. ¿Qué implica la medida?", Periódico *The New York Times* en español, EUA, 06/05/2021, [en línea] <https://www.nytimes.com/es/2021/05/06/espanol/vacuna-covid-patente.html>, [06/06/2021].

55 *Véase* MARTÍNEZ, Fabiola y GARDUÑO, Roberto, "Rechaza AMLO uso electoral de vacunas contra Covid-19", en Periódico *La Jornada*, secc. Política, México, 23/03/2021, [en línea] <https://www.jornada.com.mx/notas/2021/03/23/politica/rechaza-amlo-uso-electoral-de-vacunas-contra-covid-19/>, [06/06/2021].

56 BLOOM, David E., *et al.*, "Epidemias y economía: Las enfermedades infecciosas nuevas y recurrentes pueden tener amplias repercusiones económicas", en *Rev. Finanzas y Desarrollo. Publicación trimestral del Fondo MONETARIO INTERNACIONAL*, vol. 55, núm. 2, junio de 2018, p. 48, [en línea] <https://

La atención de las enfermedades infecciosas —además de los estragos en la salud— genera costos, algunos permanentes cuando se trata de una enfermedad endémica y otros, aparentemente espontáneos (aunque debería existir inversión en prevención) como en esta ocasión ocurrió con la covid-19. Ya sea que se trate de un brote o de una pandemia se generan alteraciones en la economía y, como en toda actividad económica, ningún agente quiere pagar los costos.

La presencia de enfermedades infecciosas y enfermos, perjudica directamente al elemento humano de la producción, impidiendo que el trabajador preste su trabajo de manera eficiente.

La aparición descontrolada de brotes que abren paso una epidemia, inmediatamente pone en apuros al sistema de salud. Frente una epidemia ningún sistema de salud está plenamente preparado, sea público o privado, en países desarrollados o en países en desarrollo. Los servicios de salud siempre serán escasos pues su demanda es superior a su oferta y, como todo satisfactor de naturaleza económica, se restringe el acceso a él, generalmente, imponiendo un precio, barrera de acceso que materialmente restringe los derechos a la vida y a la salud.

Si hay un común denominador entre las acciones para hacer frente a los brotes de enfermedades infecciosas es el aislamiento. La otra acción tomada habitualmente es la inmunización, cuyo antecedente remoto fue la inoculación y ahora simplemente se conoce como vacunación.

La medida de confinamiento o aislamiento busca reducir las posibilidades de contraer la enfermedad y evitar el descontrol en los contagios que podría derivar en saturar la ocupación hospitalaria. Cuando se trata de una enfermedad infecciosa altamente contagiosa, la gente no puede salir a desarrollar su actividad económica (productiva o comercial) ocasionando un paro que modifica de inmediato el ciclo económico.[57]

---

www.imf.org/external/pubs/ft/fandd/spa/2018/06/pdf/fd0618s.pdf>, [06/06/2021].

[57] Las etapas del ciclo económico son: expansión, óptimo, contracción, recesión, recuperación y expansión.

Otras afectaciones que sufre la economía son: se detiene la prestación del trabajo, si falta un factor de la producción, no hay producción; se ralentiza o se detiene completamente comercio; se detiene el turismo; se desincentiva la inversión extranjera directa; se altera el comportamiento de los mercados de valores.

Los estragos de la pandemia de coronavirus en las economías nacionales y a la economía mundial no son menores y son particularmente hondas en aquellos países con una trayectoria de crisis económicas reiteradas, como son los países latinoamericanos y africanos, *v. gr.* "Liberia sufrió una reducción del crecimiento del PIB de 8 puntos porcentuales entre 2013 y 2014 durante el brote de ébola en África occidental a pesar de la baja tasa general de mortalidad en el país durante ese período".[58]

Es muy interesante la opinión de los autores del artículo "Epidemias y economía: Las enfermedades infecciosas nuevas y recurrentes pueden tener amplias repercusiones económicas" quienes señalan que las autoridades económicas de cualquier nación, están acostumbradas a gestionar riesgos, es parte de su función; aunque naturalmente, la gestión del riesgo epidémico tiene sus particularidades. Los ajustes a la política económica están totalmente justificados frente a la gestión del riesgo epidémico, la clave se encuentra en cuáles son las intenciones de las autoridades: privilegiar el interés económico (de quiénes) o amalgamar y coadyuvar con la política de salud. Si bien, ahora existe un desarrollo científico como jamás se había presentado, el acceso a esos inventos y descubrimientos no está socializado; es sólo a través de la intervención del estado que el grueso de la población se puede beneficiar con las innovaciones en materia de salud. Con frecuencia, el crecimiento económico y la estabilidad de las finanzas públicas, reportan beneficios que no se distribuyen con justicia social; esto queda evidenciado con la alta densidad poblacional concentrada en zonas urbanas y la deficiente calidad de vida de las personas; no es posible enfrentar enfermedad alguna en condiciones de hacinamiento y falta de agua potable.[59]

---

58 Bloom, David E., *et al.*, *op. cit.*, p. 46.

59 *Cfr.* Bloom, David E., *et al.*, P., *op. cit.*, p. 47.

En lo que respecta a la gestión del riesgo epidémico, los autores en comento precisan los siguientes elementos fundamentales:

1. "Invertir en mejorar el saneamiento, el suministro de agua limpia y la infraestructura urbana" como condiciones indispensables para reducir la probabilidad del contagio.
2. Prevenir desde la nutrición. Una adecuada nutrición es clave para gozar de una salud física y mental plena. La nutrición adecuada desde el nacimiento es determinante de las posibilidades de desarrollo de las que gozará el individuo a lo largo su vida; un ejemplo clásico es la necesariedad de cierta cantidad de proteínas durante los primeros años de vida para garantizar el desarrollo del cerebro, posteriormente, aunque se consuma una cantidad grande de proteínas, los beneficios para el organismo jamás serán los mismos.
3. Contar con un sistema de salud con suficiencia de recursos humanos y económicos.
4. "Invertir en una vigilancia fiable de las enfermedades entre las poblaciones humanas y animales".
5. Contar con "sistemas de vigilancia informal" gracias a la iniciativa de particulares, organizaciones civiles han logrado contribuir a la prevención e investigación sobre las enfermedades infecciosas, a través de recabar, organizar y difundir información sobre ellas.
6. La colaboración, coordinación y cooperación a nivel nacional para hacer frente a las epidemias.[60]

En lo que respecta a la inmunización bajo la óptica del mercado, las farmacéuticas tienen pocos incentivos para producir vacunas cuando los costos de investigación y desarrollo son elevados y, la probabilidad de su uso es reducida. Sin embargo, dado el poco conocimiento con el que se cuenta sobre los patógenos, disponer de vacunas previamente a los contagios, sería la clave para evitar una epidemia. Esto queda ilustrado con la pandemia de coronavirus, aun-

---

[60] *Cfr.* Bloom, David E., *et al.*, *op. cit.*, pp. 47 y 48.

que se tenía conocimiento sobre la familia de los coronavirus desde mediados de la década de los 1960,[61] ni la investigación era suficiente, ni mucho menos alguna farmacéutica se había interesado en desarrollar una vacuna.

La existencia de las vacunas, como lo evidencia la realidad, tampoco es una solución si los gobiernos no garantizan su abasto y acceso universal. Los especialistas recomiendan que, durante algún brote, dar "prioridad al personal sanitario, militares y empleados de seguridad pública para la distribución de contramedidas biomédicas puede ayudar a proteger los recursos económicos críticos".[62]

V. DESIGUALDAD ECONÓMICA Y COVID-19 EN MÉXICO: LA TORMENTA PERFECTA

Fue el 28 de febrero de 2020 cuando el Subsecretario de Prevención y Promoción de la Salud de la Secretaría de Salud federal, Hugo López-Gatell, informó y confirmó la presencia de los primeros dos casos de personas con coronavirus. El virus no apareció espontáneamente, se precisó que se trataba de casos "importados", es decir, casos de personas provenientes del extranjero: un grupo de cuatro hombres que regresó de asistir a una convención en Italia;[63] quienes, sin saberlo, abrieron las estadísticas de casos confirmados y sospechosos. Ese hecho tuvo y puede tener varias lecturas, entre ellas destacan las de algunos periodistas y medios de difusión de la información, quienes opinan que los primeros enfermos por coronavirus fueron

---

61 *Cfr.* INSTITUTO NACIONAL DE SALUD PÚBLICA, *¿Qué son los coronavirus?*, Gobierno de México, México, 26/08/2020, [en línea] <https://www.insp.mx/nuevo-coronavirus-2019/que-es-nuevo-coronavirus.html>, [07/06/2021].

62 BLOOM, David E., *et al.*, *op. cit.*, p. 49.

63 *Informe diario por coronavirus en México, 28 de febrero de 2020,* Canal: Milenio, 1:17:34 min., [en línea] <https://www.youtube.com/watch?v=u02cFaPkhyE>, [16/05/2021] Particularmente a partir del minuto 28.

"ciudadanos de clases acomodadas que regresaban de vacaciones o viajes de trabajo en Europa o Estados Unidos".[64]

No hay una sola política de salud contra la covid-19 implementada por algún país que pase a la historia exenta de críticas, ni siquiera las de los países desarrollados como Suecia[65] o Estados Unidos de América.

Este no es el espacio para evaluar el tema tan discutido sobre el uso obligatorio de mascarillas y restricciones a la libertad de tránsito; en este momento, cualquier punto de vista encuentra fundamentos a favor y en contra. En México[66] —al menos en el discurso— se privilegió la libertad y el respeto a la autonomía de la voluntad, pese a las consecuencias que esto pudo traer, quedando casi completamente a criterio de la población las restricciones a su movilidad y el uso de cubrebocas; nuevamente los medios de comunicación, las redes sociales comenzaron a ventilar los casos donde no se respetaban o se simulaban las medidas sanitarias recomendadas, polarizando a la opinión pública entre los impulsores de medidas restrictivas y quienes continuaron disfrutando de sus posibilidades para darle la vuelta a las restricciones, incluso beneficiadas por el trabajo y la escuela en casa.[67] Esta faceta de la pandemia, develó con toda la claridad, aquello que otrora algún programa social hubiera podido disimular (*v. gr.*

---

64 Torre, Patricio de la, "¿Qué papel juega la desigualdad en la pandemia?", *DW News*, Canal: DW Español, [en línea] <https://www.youtube.com/watch?v=XEIePccdj7c&list=PLytaiHYR75MOxgPLrrKK-0hmTQxheMkTz&index=5&t=8s>, [16/05/2021].

65 *Véase* Redacción BBC Mundo, "Fracasamos": qué pasó con el polémico plan de Suecia contra la covid-19 que ahora es criticado por el rey del país", *BBC News*, 17/12/2020, [en línea] <https://www.bbc.com/mundo/noticias-internacional-55354591>, [16/05/2021].

66 *Véase* CAMHAJI, Elías, "López Obrador se resiste a recomendar el uso del cubrebocas en su retorno a las conferencias matutinas", *El País*, 08/02/2021, México, [en línea] <https://elpais.com/mexico/2021-02-08/lopez-obrador-se-resiste-a-recomendar-el-uso-del-cubrebocas-en-su-retorno-a-las-conferencias-matutinas.htm>, [16/05/2021].

67 *Véase* Gómez Mena, Carolina, "En pleno semáforo rojo, aumenta flujo de viajeros", *La Jornada*, sección Política, México, 19/12/2020, [en línea] <https://www.jornada.com.mx/notas/2020/12/19/politica/en-pleno-semaforo-rojo-aumenta-flujo-de-viajeros-en-el-aicm/>, [16/05/2021].

"piso firme" o "la cruzada contra el hambre"): Quién podía permitirse quedarse en casa y quién no.

Más allá de la naturaleza del trabajo, el origen de la distinción entre quién podía pasar la pandemia en casa y quién no, radica en la realidad de millones de personas quienes para pagar el alimento de ese día tienen, necesariamente, que salir de casa para desarrollar alguna actividad económica. La pandemia de covid-19 dejó al descubierto —con independencia de la ideología política o económica y del sistema económico de cada estado— que los peores efectos de la crisis de salud global, los padecen los agentes que únicamente son dueños de su fuerza de trabajo.

La Organización de las Naciones Unidas sentencia "contagiarse o morir de hambre" un dilema indignante o al menos, debería serlo entre las personas cuyo poder de decisión les permite legítima y legalmente, afectar la distribución del ingreso y la riqueza frente a la alarmante cifra de 2000 millones de individuos trabajadores del sector informal de la economía que durante un año y algunos meses se enfrentan cotidianamente a la decisión: "ir a trabajar o morirse de hambre";[68] una disyuntiva global, marcada hasta el dolor en México,[69] así lo verifica un testimonio de millones en el país: "Claro que me da miedo el coronavirus -admite presto el comerciante de 77 años-. Pero, la verdad, me da más miedo morirme de hambre. Porque si yo no salgo a trabajar, hoy no como".[70]

---

68 "Contagiarse o morir de hambre: el dilema de muchos trabajadores durante la pandemia de coronavirus", *Noticias ONU*, Asuntos económicos, 07/05/2020, Organización de las Naciones Unidas, [en línea] <https://news.un.org/es/story/2020/05/1473962>, [16/05/2021].

69 México es un país con un elevado índice de informalidad, para profundizar sobre el tema se recomienda: Ibarra-Olivo, Eduardo, *et al.*, *Estimación de la informalidad en México a nivel subnacional, Documentos de Proyectos (LC/TS.2021/19)*, Chile, Comisión Económica para América Latina y el Caribe, 2021, 85 p., [en línea] <https://repositorio.cepal.org/bitstream/handle/11362/46789/1/S2000736_es.pdf>, [09/06/2021].

70 URESTE, Manu, "Me da miedo el coronavirus, pero me da más miedo morirme de hambre si no trabajo", *Animal Político*, México, 19/03/2020, [en línea] <https://www.animalpolitico.com/2020/03/coronavirus-miedo-cerrar-negocios-trabajo-cdmx/>, [16/05/2021].

La pandemia de coronavirus hizo las veces de reactivo, pintando de un color llamativo las situaciones donde la desigualdad se encuentra desbordada. No, la responsabilidad no es única y exclusiva de los personajes a cargo del gobierno actual, los altos niveles de desigualdad social y económica tienen una trayectoria tan añeja como nuestra identidad nacional;[71] sin embargo, de cumplir al pie de la letra con sus funciones constitucionales, seguramente, el número de vidas conservadas hubiera sido mayor y los costos para la economía nacional, menores. Sólo el paso del tiempo permitirá evaluar con toda objetividad la política nacional de salud durante la pandemia y, en su caso, dará lugar a acreditar responsabilidades administrativas o penales.

El panorama de México en materia de desigualdad y particularmente, de desigualdad económica es un asunto que demanda atención urgente y efectiva. En el Estado mexicano coincide la presencia de desigualdad económica y pobreza. De acuerdo con datos de Oxfam México, "[d]e 1996 a 2016, los niveles de pobreza y desigualdad han permanecido casi constantes. A pesar de un leve avance en el combate a la pobreza, el ingreso de la mayoría de los hogares mexicanos ha caído".[72]

Si bien es cierto que la divisa en el discurso del gobierno de la República para el periodo 2018-2024 es "Primero los pobres", cuestión plenamente justificada porque hay aproximadamente 53.3 millones de mexicanas y mexicanos en situación de pobreza, a pesar considerar al país como la decimocuarta economía del planeta en las escalas

---

71 Para más detalles e información técnica sobre la evolución de la desigualdad económica en México se recomienda: Cortés, Fernando, *Desigualdad económica y poder en México,* México, Organización de las Naciones Unidas, Comisión Económica para América Latina y el Caribe, Sede Subregional en México, 2011, 28 p., [en línea] <https://repositorio.cepal.org/bitstream/handle/11362/24260/S2011954_es.pdf?seque>, [08/06/2021].

72 Vázquez Pimentel, Diego Alejo, *et al., México justo: propuesta de políticas públicas para combatir la desigualdad,* OXFAM México, 2018, p. 4, [en línea] <https://www.oxfammexico.org/sites/default/files/ Informe%20Me%CC%81xico-DAVOS-reducido.pdf>, [08/06/2021].

internacionales[73] e integrante del Grupo de los 20 (G20).[74] También es cierto que las medidas para erradicarlas son incompletas de origen, no alcanzan sus objetivos; acciones como vigilar la pertinencia de entregar directamente el apoyo económico a los beneficiarios y verificar la incidencia real de la aplicación del dinero, son clave para lograr el éxito de cualquier programa social.

El artículo 25 constitucional en su párrafo cuarto prevé la concurrencia de los sectores público, privado y social, al desarrollo económico nacional, añade "sin menoscabo de otras formas de actividad económica que contribuyan al desarrollo de la Nación". Esto justifica entender al desarrollo económico como uno de los fines del proyecto nacional, conlleva la participación activa del aparato estatal, de los particulares y del sector social,[75] con el fin de beneficiar a todos. La Constitución reconoce y acepta la realización de actividades económicas diversas, siempre que contribuyan al desarrollo; en consecuencia, se tendría que revisar qué ocurre con los beneficios generados por los grandes proyectos productivos públicos y privados, porque el desarrollo nacional no los refleja.

En el Estado mexicano, la pandemia por coronavirus apuró la batalla cotidiana por erradicar la desigualdad, especialmente la económica, ahora es un asunto arraigado en la agenda del pueblo mexicano y algunas organizaciones gubernamentales y no gubernamentales. No hay Estado de derecho, si alguien por falta de dinero no puede saciar su hambre o recuperar su salud por no poder pagar el precio de un tratamiento médico.

---

73 ESQUIVEL HERNÁNDEZ, Gerardo, *Desigualdad extrema en México. Concentración del poder económico y político,* OXFAM México, 2015, p. 5, [en línea] <https://www.oxfammexico.org/sites/default/files/ desigualdadextrema_informe.pdf>, [08/06/2021].

74 "ABOUT THE G20", *G20 Italia 2021,* [en línea] <https://www.g20.org/about-the-g20.html>, [08/06/2021].

75 El sector social reconocido e identificado por la Constitución, lo integran: "ejidos, organizaciones de trabajadores, cooperativas, comunidades, empresas que pertenezcan mayoritaria o exclusivamente a los trabajadores y, en general, de todas las formas de organización social para la producción, distribución y consumo de bienes y servicios socialmente necesarios." (Artículo 25 constitucional, párrafo 8°)

Organizaciones como Oxfam México señalan cinco elementos torales en los cuales es preciso generar cambios para luchar contra la desigualdad: 1. "corrupción", 2. "política social", 3. "gasto en bienes públicos", 4. "política laboral" y 5. "sistema tributario".[76]

El Colegio de México dispone de un sitio en internet donde difunde diagnósticos y propuestas para dirigir a México hacia un estado de bienestar post pandemia. Sus propuestas se basan en una inversión simultánea en: 1. "Infraestructura educativa", 2. "Infraestructura hospitalaria", 3. "Sistema universal de seguridad social", 3. "Seguro de desempleo", 4. "Sistema nacional de centros de atención infantil", 5. "Transferencias monetarias para niños de cero a tres años y ancianos a partir de los setenta".[77]

Durante la pandemia, el Instituto de Investigaciones Jurídicas de la Universidad Nacional Autónoma de México en colaboración con otras asociaciones de profesionales del derecho, crearon la *Guía jurídica por afectaciones derivadas del COVID-19*[78] con el fin de dar orientación jurídica sobre cuestiones legales derivadas de la pandemia. La Facultad de Derecho de la misma Universidad convocó a sus docentes a conformar el *Observatorio de asesoría jurídica COVID-19*[79] con el fin de dar respuesta a los cuestionamientos jurídicos más comunes generados durante el confinamiento.

El título de este trabajo es *Desigualdad económica y covid-19 en México: la tormenta perfecta* porque a la reunión de la desigualdad (disimulada o sencillamente ignorada) concurrió una enfermedad infecciosa altamente contagiosa, juntas evidenciaron: el descontrol político sobre las acciones en materia de salud a adoptar a nivel federal y

---

76 Vázquez Pimentel, Diego Alejo, *et al.*, *op. cit.* p. 5.

77 *Hacia un Estado de bienestar*, El Colegio de México, Red de Estudios sobre Desigualdades de El Colegio de México, [en línea] <https://bienestar.colmex.mx/>, [08/06/2021].

78 *Guía jurídica por afectaciones derivadas del COVID-19*, Universidad Nacional Autónoma de México, Instituto de Investigaciones Jurídicas, [en línea] <https://asesoria.juridicas.unam.mx/>, [08/06/2021].

79 *Observatorio de asesoría jurídica COVID-19*, Universidad Nacional Autónoma de México, Facultad de Derecho, [en línea] <https://www.derecho.unam.mx/observatorio-juridico/>, [08/06/2021].

local; las deficiencias en el sistema de salud; la situación real de la "calidad de vida" de millones de mexicanos, principalmente.

La finalidad de la actividad económica, antes que la producción, es la satisfacción de necesidades. De entre el abanico de necesidades que tiene el ser humano, hay un grupo que se conoce como vitales, de cuya satisfacción depende conservar la vida. No es admisible de ninguna manera que en pleno siglo XXI, tras decenas de experiencias enfrentando guerras y epidemias, continúen muriendo personas de hambre o porque no tuvieron acceso a atención médica; ¿dónde está el Estado como garante de la dignidad humana?

México es un país de contrastes, integrante del G20 y con poco más de la mitad de su población en situación de pobreza, no se debe permitir ni una sola omisión más; por el contrario, emprender acciones para reducir esa brecha entre los ingresos del más rico y el más pobre, ya la teoría económica sugiere una reforma tributaria, para empezar. Ni siquiera son necesarias más reformas constitucionales, basta únicamente con cumplir con los principios económicos y sociales ya previstos en la Carta Magna.

VI. FUENTES

Bibliografía

CONTRERAS BUSTAMANTE, Raúl y Jesús de la Fuente Rodríguez, (coords.), *Diccionario Jurídico*, México, Universidad Nacional Autónoma de México, Facultad de Derecho, Tirant lo Blanch, 2019.

FERRAJOLI, Luigi, *Derecho y razón. Teoría del garantismo penal*, pról. Norberto Bobbio, 3ª ed., España, Trotta, 1998.

FERRER MAC-GREGOR, Eduardo, *et. al.* (coords.), *Diccionario de derecho procesal constitucional y convencional*, t. I, México, Poder Judicial de la Federación, Consejo de la Judicatura Federal, Universidad Nacional Autónoma de México, Instituto de Investigaciones Jurídicas, 2014.

SAMUELSON, Paul A. y William D. Nordhaus, *Economía con aplicaciones a Latinoamérica*, 19ª ed., revisión téc. y adap. Lilianne Isabel Pavón Cuellar y Carlos Blanco Huitrón, México, McGraw-Hill, 2010.

STIGLITZ, Joseph E., *The price of inequality: How today´s divided society endangers our future*, Estados Unidos de América, Taurus, 2012.

Electrónicas

Agencia de la ONU para los Refugiados. Comité Español, *¿Qué es la desigualdad económica y por qué se produce?*, ACNUR Comité Español, octubre, 2018 [en línea] <https://eacnur.org/blog/desigualdad-economica-que-es-tc_alt45664n_o_pstn_o_pst/>, [Consulta: 28 de abril, 2021].

Asamblea del Legislativa del Distrito Federal, VII Legislatura, *Noticias: Cuestionan condonación de pago de agua en Iztapalapa*, 05/04/2013 [en línea] <http://aldf.gob.mx/comsoc-cuestionan-condonacion-pago-agua-iztapalapa- 12802.html>, [Consulta: 27 de mayo, 2021].

Banco Mundial, *lac Equity Lab: Plataforma de Análisis de Pobreza y Desigualdad* [en línea], <https://www.bancomundial.org/es/topic/poverty/lac-equity-lab1>, [Consulta: 1° de junio, 2021].

Berkhout, Esmé, *et al.*, *Informe El virus de la desigualdad. Cómo recomponer un mundo devastado por el coronavirus a través de una economía equitativa, justa y sostenible*, Reino Unido, Oxfam Internacional, 2021 [en línea], <https://www.oxfam.org/es/informes/el-virus-de-la-desigualdad>, [Consulta: 31 de mayo, 2021].

Bloom, David E. *et. al.*, "Epidemias y economía: Las enfermedades infecciosas nuevas y recurrentes pueden tener amplias repercusiones económicas", en *Rev. Finanzas y Desarrollo. Publicación trimestral del Fondo Monetario Internacional*, vol. 55, núm. 2, junio de 2018 [en línea] <https://www.imf.org/external/pubs/ft/fandd/spa/2018/06/pdf/fd0618s.pdf>, [Consulta: 06 de junio, 2021].

Camhaji, Elías, "López Obrador se resiste a recomendar el uso del cubrebocas en su retorno a las conferencias matutinas", *El País*, 08/02/2021, México [en línea] <https://elpais.com/mexico/2021-02-08/lopez-obrador-se-resiste-a-recomendar-el- uso-del-cubrebocas-en-su-retorno-a-las-conferencias-matutinas.htm>, [Consulta: 16 de mayo, 2021].

Chancel, Lucas (coord. gral.), *Informe sobre Desigualdad Global 2018. Resumen ejecutivo*, WID.world, World Inequality Lab, 2017 [en línea] <https://wir2018.wid.world/files/download/wir2018-summary-spanish.pdf>, [Consulta: 02 de junio, 2021].

Chancel, Lucas (coord. gral.), *World inequality Report 2018*, WID.world, World Inequality Lab, 2017 [en línea] <https://wir2018.wid.world/files/download/wir2018- full-report-english.pdf>, [Consulta: 1° de junio, 2021].

Cortés, Fernando, *Desigualdad económica y poder en México*, México, Organización de las Naciones Unidas, Comisión Económica para América Latina y el Caribe, Sede Subregional en México, 2011, [en línea] <https://

repositorio.cepal.org/bitstream/handle/11362/24260/S2011954_es.pdf?sequ e>, [Consulta: 08 de junio, 2021].

CRUZ PARCERO, Juan Antonio, "Hacia una teoría constitucional de los derechos humanos", *en Revista del Centro de Estudios Constitucionales de la Suprema Corte de Justicia Nación,* año II, núm. 3, México, julio-diciembre 2016 [en línea], <https://www.sitios.scjn.gob.mx/cec/sites/default/files/publication/documents/2019-03/05_CRUZ_REVISTA%20CEC_03.pdf>, [Consulta: 27 de abril, 2021].

DW ESPAÑOL, *Las noticias más importantes de la semana,* 03/04/2021 [en línea] <https://www.youtube.com/watch?v=OQ-rbkBg3vw&t=583s>, [Consulta: 27 de mayo, 2021]

EL COLEGIO DE MÉXICO, *Hacia un Estado de bienestar,* El Colegio de México, Red de Estudios sobre Desigualdades de El Colegio de México [en línea] <https://bienestar.colmex.mx/>, [Consulta: 08 de junio, 2021].

ESQUIVEL HERNÁNDEZ, Gerardo, *Desigualdad extrema en México. Concentración del poder económico y político,* OXFAM México, 2015 [en línea] <https://www.oxfammexico.org/sites/default/files/desigualdadextrema_informe.pdf >, [Consulta: 08 de junio, 2021].

FACULTAD DE DERECHO, *Observatorio de asesoría jurídica COVID-19,* Universidad Nacional Autónoma de México, Facultad de Derecho, [en línea] <https://www.derecho.unam.mx/observatorio-juridico/>, [Consulta: 08 de junio, 2021].

FORBES STAFF, "La desigualdad es una condición natural de la vida: Ricardo Salinas Pliego", *Revista Forbes México,* 15/04/2021 [en línea] <https://www.forbes.com.mx/noticias-desigualdad-condicion-natural-vida-ricardo- salinas-pliego/>, [Consulta: 31 de mayo, 2021].

G21, "About the G20", *G20 Italia 2021* [en línea] <https://www.g20.org/about-the- g20.html>, [Consulta: 08 de junio, 2021].

GALINDO, Mariana y Viridiana Ríos, "Desigualdad" en *Serie de Estudios Económicos,* vol. I, México, México ¿cómo vamos?, julio 2015 [en línea] <https://scholar.harvard.edu/files/vrios/files/201508_mexicoinequality.pdf?m=1453 513192>, [Consulta: 27 de mayo, 2021].

GÓMEZ MENA, Carolina, "En pleno semáforo rojo, aumenta flujo de viajeros", *La Jornada,* sección Política, México, 19/12/2020 [en línea] <https://www.jornada.com.mx/notas/2020/12/19/politica/en-pleno-semaforo-rojo- aumenta-flujo-de-viajeros-en-el-aicm/>, [Consulta: 16 de mayo, 2021].

GONZÁLEZ ORTIZ, Felipe y Paula Andrea Valencia Londoño, "Desigualdad horizontal y democracia con desigualdad en México y Colombia", en *Revista de Ciencias Sociales (RCS), Revista de la Facultad de Cien-*

cias Económicas y Sociales, Universidad del Zulia, Venezuela, vol. XXV, núm. especial 1, 2019 [en línea] <https://dialnet.unirioja.es/servlet/articulo?codigo=7113731>, [Consulta: 03 de junio, 2021].

Ibarra-Olivo, Eduardo, *et. al.*, *Estimación de la informalidad en México a nivel subnacional, Documentos de Proyectos (LC/TS.2021/19)*, Chile, Comisión Económica para América Latina y el Caribe, 2021 [en línea] <https://repositorio.cepal.org/bitstream/handle/11362/46789/1/S2000736_es.pdf>, [Consulta: 16 de mayo, 2021].

Instituto de Investigaciones Jurídicas, *Guía jurídica por afectaciones derivadas del COVID-19*, Universidad Nacional Autónoma de México, Instituto de Investigaciones Jurídicas [en línea] <https://asesoria.juridicas.unam.mx/>, [Consulta: 08 de junio, 2021].

Instituto Nacional de Estadística y Geografía, *Ingresos y gastos de los hogares* [en línea] <https://www.inegi.org.mx/temas/ingresoshog/#Publicaciones>, [Consulta: 1° de junio, 2021].

Instituto Nacional de Estudios Históricos de las Revoluciones de México, *Bando de Miguel Hidalgo y Costilla*, Guadalajara, México, 06/12/1810 [en línea] <https://constitucion1917.gob.mx/work/models/Constitucion1917/Resource/263/1/images/Independencia04.pdf>, [Consulta: 31 de mayo, 2021].

Instituto Nacional de Salud Pública, *¿Qué son los coronavirus?*, Gobierno de México, México, 26/08/2020 [en línea] <https://www.insp.mx/nuevo-coronavirus- 2019/que-es-nuevo-coronavirus.html>, [Consulta: 7 de junio, 2021].

Kaplan, Thomas, *et. al.*, "Biden apoya liberar las patentes de las vacunas. ¿Qué implica la medida?", Periódico *The New York Times* en español, EUA, 06/05/2021 [en línea] <https://www.nytimes.com/es/2021/05/06/espanol/vacuna-covid-patente.html>, [Consulta: 06 de junio, 2021].

Leal Becker, Rodrigo, "Breve historia de las pandemias", en *Psiquiatría.com*, vol. 24 [en línea]<http://www.codajic.org/sites/www.codajic.org/files/Breve%20historia%20de%20las%20pandemias. pdf>, [Consulta: 06 de junio, 2021].

Martínez, Fabiola y Roberto Garduño, "Rechaza AMLO uso electoral de vacunas contra Covid-19", en Periódico *La Jornada*, secc. Política, México, 23/03/2021 [en línea] <https://www.jornada.com.mx/notas/2021/03/23/politica/rechaza-amlo-uso- electoral-de-vacunas-contra-covid-19/>, [Consulta: 06 de junio, 2021].

México cómo vamos a.c., *Glosario*, México, 2021, [en línea] <https://mexicocomovamos.mx/glosario/>, [Consulta: 28 de abril, 2021].

MILENIO, *Informe diario por coronavirus en México, 28 de febrero de 2020,* Canal: Milenio, 1:17:34 min., [en línea] <https://www.youtube.com/watch?v=u02cFaPkhyE>, [Consulta 16 de mayo, 2021]

MORELOS Y PAVÓN, José María, *Sentimientos de la nación,* 14/09/1813 [en línea] <http://congresogro.gob.mx/LX-LEGISLATURA/images/Documentos/ sentimientos.pdf>, [Consulta: 31 de mayo, 2021].

NOTICIAS ONU, "Contagiarse o morir de hambre: el dilema de muchos trabajadores durante la pandemia de coronavirus", Asuntos económicos, 07/05/2020, Organización de las Naciones Unidas [en línea] <https://news.un.org/es/story/2020/05/1473962>, [Consulta: 16 de mayo, 2021].

ORGANIZACIÓN DE LAS NACIONES UNIDAS, *Informe sobre Desarrollo Humano 2019. Más allá del ingreso, más allá de los promedios, más allá del presente: Desigualdades del desarrollo humano en el siglo XXI,* Estados Unidos de América, Programa de las Naciones Unidas para el Desarrollo, 2019 [en línea] <http://www.hdr.undp.org/sites/default/files/hdr_2019_es.pdf>, [Consulta: 30 de mayo, 2021]

ORTIZ, Alexis, "Niegan Segob y Salud dar fecha de vacunación para médicos privados: Médicos que asistieron a una reunión con autoridades federales manifestaron que se encontraron con un "rotundo no", ante la exigencia de ser vacunados contra el Covid-19", en Periódico *El Universal,* secc. Nación, México, 09/04/2021 [en línea] <https://www.eluniversal.com.mx/nacion/covid-19-niegan-segob-y-salud-dar-fecha-de-vacunacion-para-medicos-privados>, [Consulta: 06 de junio, 2021].

OXFAM INTERNACIONAL, *Nuestra misión, visión y valores* [en línea] <https://www.oxfam.org/es/que-hacemos/quienes-somos/mision-vision-valores>, [Consulta: 03 de junio, 2021].

PUYANA MUTIS, Alicia, "Desigualdad horizontal y discriminación étnica en cuatro países latinoamericanos", en *Revista de la CEPAL,* Comisión Económica para América Latina y el Caribe, núm. 125, agosto 2018, pp. 47-70 [en línea] <https://repositorio.cepal.org/bitstream/handle/11362/43991/1/RVE125_Puyana.pdf >, [Consulta: 03 de junio, 2021].

REDACCIÓN BBC MUNDO, "Fracasamos": qué pasó con el polémico plan de Suecia contra la covid-19 que ahora es criticado por el rey del país", *BBC News,* 17/12/2020 [en línea] <https://www.bbc.com/mundo/noticias-internacional-55354591>, [Consulta: 16 de mayo, 2021].

REDACCIÓN, *CDMX condonará pago de agua a 72 colonias de Iztapalapa,* Periódico "El Financiero", 21/04/2021 [en línea] <https://www.elfinanciero.

com.mx/cdmx/2021/04/21/cdmx-condonara-pago-de- agua-a-72-colonias-de-iztapalapa/>, [consulta: 27 de mayo, 2021].

Rousseau, Jean-Jacques, *Discurso sobre el origen de la desigualdad entre los hombres,* Alicante, Biblioteca Virtual Miguel de Cervantes, 1999 [en línea] <http://www.cervantesvirtual.com/obra-visor/discurso-sobre-el-origen-de-la- desigualdad-entre-los-hombres–0/html/ff008a4c-82b1-11df-acc7-002185ce6064_5.html>, [Consulta: 31 de mayo, 2021].

Torre, Patricio de la, "¿Qué papel juega la desigualdad en la pandemia?", *DW News,* Canal: DW Español [en línea] <https://www.youtube.com/watch?v=XEIePccdj7c&list=PLytaiHYR75MOxgPLrrKK-0hmTQxheMkTz&index=5&t=8s>, [Consultado: 16 de mayo, 2021]

Touraine, Alain, "¿Qué es la democracia?", en *Revista El Correo de la UNESCO: una ventana abierta sobre el mundo,* XLV, noviembre 1992 [en línea], <https://es.unesco.org/courier/novembre-1992/que-es-democracia>, [Consulta 28 de abril, 2021].

Ureste, Manu, "Me da miedo el coronavirus, pero me da más miedo morirme de hambre si no trabajo", *Animal Político,* México, 19/03/2020, [en línea] <https://www.animalpolitico.com/2020/03/coronavirus-miedo-cerrar-negocios- trabajo-cdmx/>, [Consulta: 16 de junio, 2021].

Vázquez Pimentel, Diego Alejo, *et. al., México justo: propuesta de políticas públicas para combatir la desigualdad,* OXFAM México, 2018 [en línea] <https://www.oxfammexico.org/sites/default/files/ Informe%20 Me%CC%81xico- DAVOS-reducido.pdf>, [Consulta: 08 de junio, 2021].

World Inequality Database, *Quiénes somos,* [en línea] <https://wid.world/es/widworld-es/>, [Consulta: 1° de junio, 2021].

Normativa

- Constitución Política de los Estados Unidos Mexicanos, última reforma publicada el 28/05/2021.
- Ley del Sistema Nacional de Información Estadística y Geográfica, publicada en el Diario.
- Oficial de la Federación el 16 de abril de 2008, última reforma publicada el 20/05/2021.
- Estatuto Orgánico del Consejo Nacional de Evaluación de la Política de Desarrollo Social publicado en el Diario Oficial de la Federación de 16 de julio de 2007, la última reforma se publicó el 26/08/2020.

Los escenarios discontinuos del Covid-19

ALEJANDRO LÓPEZ GARCÍA

Sumario: I. Introducción, II. Pensamiento lineal, III. Diagnóstico y control social, IV. Todos enfermaron, V. Esfera Social, VI. El lenguaje y cultura emergente de la Pandemia, VII. Respirar, VIII. El giro a la discontinuidad, IX. Apuntes finales, volver a respirar, X. Fuentes.

I. INTRODUCCIÓN

El presente ensayo, es el resultado de un profundo ejercicio de observación, cuyo objetivo es reconocer e identificar distintos procesos generados para la construcción de escenarios sociales (incluido el jurídico), consecuencia de la pandemia provocada por el nuevo coronavirus denominada SARS-CoV2, responsable de la enfermedad COVID-19.

Para lograr lo anterior, hubo que tomar como ejes principales, dos formas de pensamiento, el lineal y el discontinuo; a partir de los cuáles, se ha pretendido explicar el fenómeno analizado por parte de diversos medios de comunicación, aparatos de gobierno y fuentes de información científica.

El primero corresponde, a lo aquí señalado como pensamiento lineal. Esta forma de aprehender el conocimiento, propia del pensamiento moderno, tiene verificativo en la instauración de escenarios estructurados, mismo que tienen una correspondencia lógica, cuyo objeto es racionalizar y explicar a través del pensamiento causal, los distintos procesos suscitados en la sociedad y la ciencia.

No obstante, como se muestra en este trabajo, el pensamiento lineal, no ha sido suficiente para alcanzar a definir, delimitar y solucionar, los problemas derivados de la enfermedad COVID-19, al ser ésta última, una configuración manifestada no en la linealidad y estática, sino en distintos procesos de cambio y movimiento.

Por lo anterior, la sociedad al recibir el impacto de la enfermedad COVID-19, inicialmente presentó diversos problemas para comprender lo que estaba sucediendo, considerando que ni los aparatos gubernamentales, medios de comunicación, entes científicos especializados en salud pública y epidemiología, se encontraban habilitados para otorgar una explicación lógica que pudiera ser suficiente para llevar a cabo un ejercicio eficaz tanto del diagnóstico, el tratamiento de la enfermedad, así como contención de la sociedad.

La acelerada proliferación de la enfermedad COVID-19, hubo de generar diversos escenarios, algunos aquí descritos, entendidos como aquellos espacios donde los actores sociales, llevan a cabo sus vidas cotidianas; lo cual exigió, hacer una evaluación de las formas en las que diversos sectores de la sociedad, acudieron al encuentro con el discurso de la nueva enfermedad.

Dichos sectores de la sociedad, dadas las condiciones en las que se encontraban, generaron tanto explicaciones imaginarias, como la inserción de un lenguaje para designar las circunstancias del sujeto pandémico, mismo que provocó la instauración de los conceptos COVID y Pandemia, los cuales no sólo incluyen a la enfermedad COVID-19, sino todos los aspectos incidentes y adyacentes a ella.

Por último, el segundo eje de pensamiento empleado para explicar el fenómeno analizado, el enfoque discontinuo, se muestra inicialmente como la necesidad de respirar, visto como un proceso orgánico, cuyas connotaciones se extienden a la sociedad, actividad que sirve como elemento catártico y percatación para interpretar la realidad después de la Pandemia.

En conciencia de lo anterior, se resalta un cambio necesario en el mundo y la explicación de la historia vivida por la humanidad a partir de la Pandemia, lo cual redunda en la imposibilidad de explicar la realidad, únicamente como un proceso lineal, sino a través del reconocimiento de discontinuidades.

Por lo anterior, se afirma que el enfoque discontinuo, permite comprender que no existen unidades, sino fragmentos constituyentes de la experiencia, posición empleada tanto por los médicos en la primera línea contra la enfermedad COVID-19, los enfermos y sus familiares, así como la sociedad mundial, la cual ha tenido que adaptarse para sobrevivir a un mundo configurado ahora, a través de escenarios discontinuos.

II. PENSAMIENTO LINEAL

Fue a finales del año 2019, cuando diversos medios internacionales, empezaron a anunciar que la existencia del brote de un nuevo coronavirus, con carácter altamente nocivo y contagioso, se encontraba generando fuertes estragos en la ciudad de Wuhan, en China.

Dicha ciudad, donde vivían 11 millones de personas, fue puesta en cuarentena, cuyas autoridades admitieron, se encontraba en "etapa crítica" de prevención y control de una enfermedad semejante a la influenza, lo cual significaba un peligro, al acercarse el Año nuevo Chino, de las etapas de mayor movilidad social en la nación.

Para la última semana de enero del año 2020, oficialmente China reportó la confirmación de 880 casos y 25 muertes, así como el aislamiento y cuarentena de la urbe con el fin de controlar la propagación.[1]

La referencia anterior, cuyo nudo central, a veces con mayor o menor carácter de descriptividad, fue la aparecida en diversos medios en todo el mundo, relacionada a un tema que a más de año y medio, se ha convertido en el acontecimiento de mayor trascendencia global, y al mes de abril del año 2021, el nuevo coronavirus denominado SARS-CoV2, responsable de la enfermedad COVID-19, al avanzar por todo el planeta, oficialmente provocó más de 3 millones de fallecidos y 142,4 millones de personas infectadas.[2]

---

1 *Cfr.* BBC News Mundo, *Coronavirus: cómo es Wuhan, la ciudad china donde se originó el nuevo brote y aislada por las autoridades.* En Sitio de Internet BBC NEWS MUNDO en: https://www.bbc.com/mundo/noticias-internacional-51206219

2 *Cfr.* Datos RTVE, *COVID-19. Mapa del coronavirus en el mundo: casos, muertes y los últimos datos de su evolución*, en Sitio de Internet RTVE.es, en: https://

Una de las características de los datos citados, es la linealidad que aportan, en tanto conceden la posibilidad de comprenderlos racionalmente, conforme a la forma del pensamiento moderno. Lo anterior, no es de ningún modo un error, es la correspondencia a la búsqueda de identificar, unificar y ordenar ideas a partir de datos proporcionados, derivados de un proceso para la obtención de conocimiento asociado a la instrucción establecida por los modelos de pensamiento moderno, para la interpretación del contexto de realidad del mundo de hoy.

Esta forma de obtener conocimiento, permite generar una idea de algo que sucede hoy, o reconocer eventos sucedidos en el pasado, cuya condición de posibilidad, permite elaborar elementos prospectivos para establecer líneas de acción respecto a eventos futuros; no obstante, uno de los caracteres que escapan a la forma de pensamiento moderno, es la simultaneidad, o dicho de otro modo, la manera acelerada a partir de la cual se busca interpretar la realidad.

Durante mucho tiempo, se consideró que el fenómeno de la simultaneidad se encontraba controlado; sin embargo, el virus SARS-CoV2, ha demostrado que no es así, representando un fuerte golpe a la racionalidad moderna.

Lo anterior se debe a que una de las grandes efigies de la modernidad, fue la imagen del hombre racional en relación al mundo, idealizado como quien podía apoderarse y poner dentro de su dominio a la naturaleza; aquel capaz, en su propia narrativa, de domesticar las inclemencias del tiempo y espacio, el cual dentro de condiciones de posibilidad, se consideró lo suficientemente hábil de construir mapas discursivos para la delimitación de la realidad, acondicionado todo ello a un pensamiento lineal.

Si bien las experiencias sobre enfermedades contagiosas en el mundo, son una constante en la existencia del ser humano, como citan diversos registros históricos, pudiéndose mencionar, las pestes descritas en las iconografías egipcias, pasando por los pasajes bíblicos, así como las sucedidas en la Edad Media, las cuáles en su tiempo,

---

www.rtve.es/noticias/20210420/mapa-mundial-del-coronavirus/1998143.shtml

habían generado cualquier cantidad de estragos en las poblaciones, lo que se alcanza a identificar, es que este tipo de fenómenos, al corresponder a un discurso (pre)moderno, tiene un carácter de lejanía e impersonalidad para la psique del sujeto moderno, siendo la linealidad de la historia lo único que lo une a ella.

En este mapa histórico, se llega a la Modernidad, la cual anunció múltiples brotes epidémicos a lo largo de los años posteriores a la Edad Media, muchos de ellos identificados y en su mayoría controlados, cabiendo señalar una de las más recientes en México, la gripe A (H1 N1), en el año 2009, provocada por el virus de la Influenza, la pregunta a formular entonces, es determinar qué hace diferente la enfermedad del COVID-19, respecto a sus precedentes.

La respuesta tentativa e inicial a este supuesto, es que hoy como nunca antes, el fenómeno de la simultaneidad había mostrado su lado obscuro. Si bien, la enfermedad y la muerte, son elementos condicionantes, naturales, propios de la existencia humana, en tiempos anteriores, no se habían evidenciado las cadenas de interdependencia social, estructuradoras estructurantes, en sentido negativo, salvo en fenómenos aislados —hechos sociales y/o naturales— identificados.

Tales fenómenos sociales, casi siempre ocultados, acallados, o a veces simbolizados, incluso, fueron puestos a disposición del público en museos, como muestra de lo inmoral, lo imprudente, sinónimo de la sinrazón y desviación del hombre moderno. Ejemplos de lo anterior, se encuentran en la "Exhibición permanente de genocidios a partir del siglo XX" del Museo de Memoria y Tolerancia en México,[3] o los desastres nucleares de Chernóbil, dados a conocer en el Museo Nacional de Ucrania.[4]

Dichas cadenas estructurantes, hoy como en ninguna de las épocas anteriores, habían develado las complejas interconexiones que unen a los seres humanos. Los casos vividos, relacionados a la disemi-

---

3 Museo Memoria y Tolerancia, *Sección Memoria.* En Sitio de Internet Museo Memoria y Tolerancia en https://www.myt.org.mx/sala-memoria

4 Museo Nacional de Ucrania, *About Us.* En Sitio de Internet Museo Nacional de Ucrania en http://chornobylmuseum.kiev.ua/en/about-us/

nación de enfermedades, para el ser humano de hoy, se mostraban como una especie de realidad dividida en regiones, en correspondencia a un tiempo determinado; incluso, ha habido quien se atrevió a señalar a este carácter, como propio de una condición social, casta o religión, debido a que si bien todas las personas pueden ser susceptibles a enfermedades, no lo son de la misma manera.[5]

La apreciación anterior, inicialmente sugiere una especie de improperio en contra de la naturaleza del espíritu moderno; sin embargo, no lo es. Dicho mecanismo de análisis y discriminación, es aquel utilizado por las distintas formas de conocimiento instauradas por el pensamiento racional moderno.

Es en esta perspectiva, donde es posible sugerir que el hombre moderno inicia la explicación de su experiencia conceptual a partir de la racionalización; es decir, se instaura en la centralidad como aquel ente, el cual a través de la razón, pretende ordenar el caos subsistente a su alrededor, a través de la categorización y clasificación, para así poder comprenderlo y explicar el todo, tal como lo afirma Marcos Fabián Polisena, al analizar el pensamiento de Max Weber, y Goerge Batall en torno a la racionalización:

> La certeza de que la racionalización de la que nos habla Weber y las economías que describe Bataille, tienen que ver con ideas de vida, con formas de conducirse en el mundo o, como decía William James, con formas de soportar el empuje del cosmos. Estas cuestiones caen irremediablemente en planteamientos de tinte ético ¿Cómo vivir? ¿Cómo ser feliz en una sociedad exitista?[6]

En dicho orden de ideas, disciplinas como la filosofía, la historia, el derecho y la sociología, las ciencias exactas, entre otras, se han mostrado como procesos organizadores, racionalizadores y explicativos de aquello que ocurre, con la pretensión de intervenir la rea-

---

5 *Cfr.* GULLÓN TOSIO, Pedro, *La covid-19 sí entiende de clases sociales*. En Sitio de Internet The Conversation, Academic rigour, journalistic flair en https://theconversation.com/la-covid-19-si-entiende-de-clases-sociales-163443

6 FABIAN POLISENA, MARCOS, *La Racionalización en Occidente: experiencia del desencanto del mundo: Max Weber y George Bataille*, en Eikasia Revista de Filosofía. En Sitio de Internet Eikasia Revista de Filosofía en https://revistadefilosofia.org/revistadefilosofia_old/84-06.pdf

lidad, para proponer un mapa lineal de pensamiento, el cuál como resultado, ofrece una concepción del mundo y sus circunstancias.

Las disciplinas antes citadas, son ejes de conocimiento (que apelando en mayor o menor grado al análisis estadístico), trabajan a través de la disección de grupos de control, de cosas o personas, y establecen generalidades con el fin de obtener datos referenciales para la consecución de sus fines.

Por lo anterior, la linealidad en la construcción del discurso histórico de la modernidad, a través de sus mecanismos de conocimiento, es a grosso modo, la generación de una amalgama lo suficientemente compacta, donde se aglutinan elementos científicos, históricos, sociales, políticos, económicos, lo suficientemente formales, y por ende racionales, que en su proceso de edificación, han dejado de lado el papel del sujeto empírico, para diluirlo en una red de datos y discursos, como lo hace notar Michael Hardt y Antonio Negri:

> La constitución de la modernidad no se produjo en el plano aislado de la teoría, se llevó a cabo en virtud de actos teóricos indisolublemente vinculados a las mutaciones de la práctica y la realidad. Los cuerpos y las mentes experimentaron transformaciones fundamentales. Este proceso de subjetivización fue revolucionario en el sentido de que determinó un cambio paradigmático e irreversible del modo de vida de la multitud.[7]

La experiencia derivada del arribo del virus SARS-CoV2, responsable de la enfermedad COVID-19, es la introducción de la noción de atipicidad, en el discurso lineal explicativo del mundo moderno. Dicha posición, teóricamente representa una contradicción para el discurso de la racionalidad.

Si bien, los diversos discursos explicativos del pensamiento científico, apuntan a la descripción del mundo de los objetos y los seres humanos, a través de elementos de orden lógico, la enfermedad COVID-19, se señaló como de índole atípico, situación que orienta inicialmente a ser una situación no común, o poco antes vista, tal como lo afirma Scott Roberts, director médico de prevención de infeccio-

---

[7] Hardt Michael y Negri Antonio, *Imperio,* 1ed, España, Paidos Surcos 3, 2005, p. 93.

nes del Yale New Haven Hospital, en una declaración publicada el 14 de abril del 2020. "Nunca habíamos visto la influenza extenderse hasta junio en EEUU. El covid-19 ha tenido un gran impacto en eso, ahora que la gente está sin máscara a lugares que han reabierto vemos que los virus se comportan de forma extraña en modos que no habíamos visto".[8]

La clasificación de la nueva enfermedad como atípica, inicialmente salva el principio de verificidad de la ciencia; sin embargo, abre la puerta al terreno de lo incierto e indeterminado, significando esto, un abierto desafío a la razón, pues la "atipicidad", de acuerdo a como se manifestó el fenómeno de la enfermedad COVID-19, no permitió la organización de un discurso para dicho padecimiento, en un cuerpo de ideas ordenado y lineal para ser explicado, arrojando a los enfermos, a un campo obscuro, con médicos ciegos, al no poder ver, ni saber la consistencia de lo atípico.

Por lo anterior, la enfermedad COVID-19, se configuró como el gran desafío para el mundo moderno, generando un sisma al interior de las bases a partir de los cuales fue construido su discurso, la ciencia, el orden y el progreso, como en su momento acuñó Comte, en su "Curso de Filosofía Positiva".[9] La nueva enfermedad, de forma parcial, colapsó el mundo, anunciando un periodo de confinamiento como medida de resguardo para la población del globo terráqueo.

El planteamiento de fondo en este desafío, es la confrontación de la racionalidad moderna en contra de un ente atípico, desconocido e invisible; el cuál de forma irracional, no respondió a aquello conocido en su totalidad. Un virus lo suficientemente poderoso, que se mostró indescifrable, al cual la clasificación de "atípico", en poco tiempo, dicha etiqueta científica, parecía irónica ante su instalamiento al azar en cualquier lugar habitado por el ser humano.

---

8 Univisión, *Descubren síntomas atípicos de coronavirus debido a enfermedades secundarias*, En Sitio de Internet Univisión en: https://www.univision.com/noticias/salud/influenza-y-otros-virus-estan-de-vuelta-y-comportandose-de-forma-atipica

9 Comte, Augusto, *La Filosofía Positiva*, 3ª ed, México, Porrúa, 1986, pp. 29-64.

Es el azar, en conjunción con el dislocamiento del pensamiento líneal, y el fenómeno de la simultaneidad, aquello que condujo a la incertidumbre del mundo social, al ser éste último el origen y fin de la vida humana, mismo que hubo de haberse visto replanteado en un discurso con el fin de explicar lo sucediendo en tiempo presente, simultáneamente en todo el mundo, prescribiendo quizá, el fin de la manera a partir de la cual se habían llevado a cabo los procesos de socialización, que en algunos sectores sociales generó el discurso de la "nueva normalidad", alusivo a que la realidad es un constructo social, que urgía de nuevas formas de comprensión del espacio-tiempo en el siglo XXI.

III. DIAGNÓSTICO Y CONTROL SOCIAL

Como se ha podido ver en el apartado precedente, inicialmente el análisis del discurso de las enfermedades, vistos como fenómenos sociales en el pensamiento moderno, ha tenido lugar desde una perspectiva lineal, lo cual de forma progresiva, ha logrado aportar resultados eficaces y convincentes, principalmente desde la perspectiva médica hacia la sociedad, como hace ver Michael Foucault, en su obra "El nacimiento de la clínica":

> El espacio de la experiencia parece identificarse con el dominio de la mirada atenta, de esta vigilancia empírica abierta a la evidencia de los únicos contenidos visibles. El ojo se convierte en el depositario y en la fuente de la claridad; tiene el poder de traer a la luz una verdad que no reconoce sino en la medida en que él la ha dado a luz; al abrirse, abre lo verdadero de una primera apertura: flexión que marca, a partir del mundo de la claridad clásica, el paso de las "Luces" al siglo XIX.[10]

Le experiencia social ante la nueva enfermedad denominada COVID-19, que incluye al pensamiento médico y su análisis clínico, ha mostrado caracteres asimétricos respecto a lo conocido en la sociedad, al contener en sí, elementos que enmascararon dicho padecimiento.

---

10 FOUCAULT, Michael, *El nacimiento de la clínica. Una arqueología de la mirada médica*, 22ª reimpresión, México, Siglo XXI, 2009, p. 6.

Dentro de las evidenciadas reportadas por quienes han padecido la enfermedad, la Secretaría de Salud de México, y la Organización Mundial de la Salud (OMS), se encontró que la enfermedad COVID-19, se manifestaba a través de síntomas recurrentes a padecimientos comunes provocadas por el virus de la gripe.[11]

No obstante lo anterior, el incremento de la intensidad de dichas huellas, así como la aparición de otras encaminadas a cuestiones gastrointestinales, psicológicas, aunado al incremento rápido del índice de contagios y decesos, provocaron de forma sorprendente, declaraciones por parte de organismos internacionales de la salud, que la población mundial se encontraba en emergencia ante la presencia de un virus desconocido, cuyo único antídoto era el distanciamiento social.[12]

La experiencia en relación a enfermedades contagiosas, sobreviniente en fenómenos epidémicos, prescribe dentro del discurso epidemiológico y médico, así como de control social, el establecimiento de sistemas de exclusión y obligada vigilancia, debido a la situación sanitaria, sea de sujetos o poblaciones, situación que en apariencia, a través del lenguaje, parece regresar a la sociedad actual, al siglo XVIII, como así lo expresa Michael Foucault:

> ...según un reglamento de fines del siglo XVIII, las medidas que había que adoptar cuando se declaraba la peste en una ciudad.
> En primer lugar, una estricta división espacial: cierre, naturalmente, de la ciudad y del "terruño", prohibición de salir de la zona bajo pena de la vida, sacrificio de todos los animales errantes; división de la ciudad en secciones distintas en las que se establece el poder de un intendente. Cada calle queda bajo la autoridad de un síndico, que la vigila; si la abandonara, sería castigado con la muerte. El día siguiente, se ordena a cada cual que se encierre en su casa, con la prohibición de salir de

---

11 ORGANIZACIÓN MUNDIAL DE LA SALUD, *Enfermedad por el coronavirus de 2019 (COVID-19) y gripe*, en Sitio de Internet Organización Mundial de la Salud en: https://www.who.int/es/news-room/questions-and-answers/item/coronavirus-disease-covid-19-similarities-and-differences-with-influenza

12 *Cfr.* CNN, *Cronología del coronavirus: del primer caso reportado al desarrollo de vacunas en 12 meses*. En Sitio de Internet CNN en: https://cnnespanol.cnn.com/2020/12/25/cronologia-del-coronavirus-del-primer-caso-reportado-al-desarrollo-de-vacunas-en-12-meses/

> ella so pena de la vida. [...] Cuando es preciso en absoluto salir de las casas, se hace por turno, y evitando todo encuentro.[13]

Las directrices de tratamiento para el COVID-19, en lo social, impusieron aislamiento de enfermos —en cuarentena— en por lo menos 14 días, y a los integrantes de la sociedad a no entrar en contacto físico, así como a no salir de sus casas, a menos de que fuese necesario.

La enfermedad COVID-19, como fenómeno social, no sólo atentó en contra de caracteres de índole orgánico o de salud física, sino a los principios básicos de construcción social del sujeto del Siglo XXI —de forma casi simétrica en la búsqueda de su administración— que en lo sucedido en el siglo XVIII.

Lo dicho, se fundamenta en la afirmación de que en los inicios del año 2020, la sociedad mundial, a pesar de haber mostrado su amplia capacidad en el desarrollo científico y tecnológico, se ha visto afectada por una enfermedad desconocida que se incrementaba rápidamente, la cual empezó a generar severos daños en todas las latitudes, y tal como aquellas crónicas medievales, el misticismo se apoderó de las calles, al no haber tratamiento que ayudare a por lo menos menguar los síntomas, así como a la ausencia de pruebas para establecer un diagnóstico claro en la identificación de la enfermedad.

La diferencia en ocasión de la enfermedad COVID-19, es la implementación de su administración, a nivel macro social y en todo el mundo. La diferencia entre el Siglo XVIII y XXI, es la existencia de millones de personas que fueron retraídas a permanecer en sus casas por largos periodos de tiempo, lo cual violentó las prácticas sociales construidas y desarrolladas en una sociedad híper-comunicada.

Dicha problemática, a diferencia de los sistemas de control social en otras épocas, no permitieron la implementación de sistemas de seguridad y vigilancia para las sociedades, debido al gran número de integrantes de las mismas. Sumado a esto, tres escenarios o condicio-

---

13 Foucault, Michael, *Vigilar y castigar, 34ª edición*, México, Siglo XXI, 2005, p. 199.

nes de posibilidad de diagnóstico ante la enfermedad, el sospechoso, el asintomático y el enfermo declarado.

Los escenarios de la enfermedad, para los integrantes de la sociedad no cambiaron significativamente, pues se tradujeron, una vez introducidas pruebas para el diagnóstico, en una condición de incertidumbre aún más graves, pues oscilaban en categorías como positivo, falso positivo, falso negativo, negativo y la apariencia de ser otra enfermedad.

Esta situación, llevó a la incertidumbre de ser o no ser un enfermo, de vivir y morir en un periodo corto de tiempo, al no haberse confirmado la portación del agente causante de la enfermedad, ante paisajes en los cuáles familias enteras en todo el mundo, eran reportadas como enfermas y en cuarentena, a veces en casos críticos, muchas de ellas perdieron diversos miembros en la batalla contra la enfermedad.

Este escenario, llevó a la idea de que todos son sospechosos de estar enfermos, salvo prueba en contrario; sin embargo, esto último, no aseguraba la eterna posibilidad de estar contagiado, incluido el colapso de los sistemas médicos en todo el mundo, lo cual se manifestó en el incremento de contagios y decesos en este sector.

El sector médico no se detuvo, a pesar de su ceguera frente a la enfermedad, quien prosiguió implementando todo lo que sabía, en conciencia de que la racionalidad y clínica de la medicina moderna, desconocía la sinrazón o carácter irracional de la manifestación de la enfermedad, la primera conclusión parcial ofrecida por la ciencia, fue la no existencia de cura, ni tratamiento oferente de posibilidades para los contagiados.

IV. TODOS ENFERMARON

La idea de que todos enfermaron de COVID-19, algunos por el impacto directo del virus, otros por la ansiedad constante de estar enfermo, o de la posibilidad de que en cualquier momento, de cualquier manera, a pesar de seguir las medidas sanitarias y distanciamiento social, de forma conocida o desconocida, se enfermarían, no es una exageración, el punto es, la falta de congruencia en su explicación.

Lo anterior se debe a que ante la falta de información precisa, la gran masa poblacional del mundo, inició por buscar e identificar diversas hipótesis para explicar lo sucedido.

Dicha idea no sólo se presentó en el público ignaro, también en el sector especializado y órganos oficiales de Estado, se incurrió en la generación de diversos misticismos e interpretaciones de la emergencia y el trauma ocasionado por la enfermedad,[14] con el fin de establecer un control de la sociedad, ante su posible desbordamiento, ocasionando una convivencia negativa, provocada por el vacío en la explicación de argumentos concretos de la enfermedad.

La enfermedad COVID-19 ante la ausencia de hilos conductores para su comprensión, se relativizó al grado de convertirse no sólo en un término para designar una enfermedad provocada por un virus, devino en la construcción de un concepto, referente de una época y en un cambio significativo en la sociedad, reunido en dos palabras COVID y Pandemia.

Dentro de la relativización del concepto COVID, la proliferación de la enfermedad, así como de la idea de que en algún momento, todos enfermarían físicamente, se estableció la constante afirmación de que tarde o temprano esto sucedería; sin embargo, el concepto COVID, precisó de elementos más poderosos en comparación de la enfermedad física en sí misma.

Aludiendo a un lenguaje spenceriano, en el que la sociedad puede ser comparada con un organismo vivo, conocido esto como ana-

---

14 Ejemplo de esta afirmación, se encuentra en las declaraciones de la secretaria de Salud del Estado de Tamaulipas en México, Gloria Molina, en junio de 2020, quien aseguró "que todos los tamaulipecos se van a enfermar de Covid-19 en menos de dos años lo que se busca es que no colapsen los servicios de salud". En HOY TAMAULIPAS, *Todos nos vamos a enfermar de Covid-19: Gloria Molina.* En sitio de Internet Hoy Tamaulipas en: https://www.hoytamaulipas.net/notas/423619/-Tamaulipas-Todos-nos-vamos-a-enfermar-de-Covid-19-Gloria-Molina.html

logía orgánica,[15] utilizando un vocablo usado a finales del siglo XX y las dos primera décadas del siglo XXI, principalmente en las redes sociales, se puede señalar que el concepto COVID, se "viralizó" en el sujeto empírico, el cual vivió y sufrió el impacto del fenómeno citado, en pocas palabras, desde esta lógica, en efecto, todos enfermaron.

Uno de los supuestos que refuerza lo antes expuesto, se encuentra en la posición guardada por la Organización Mundial de Salud (OMS), quien desde el inicio de la Pandemia, se ha encontrado emitiendo información precisa en relación a lo conocido o lo desconocido de la enfermedad Covid-19.

De acuerdo al "preámbulo de la Constitución de la Organización Mundial de la Salud, adoptada por la Conferencia Sanitaria Internacional, en conformidad con la Carta de las Naciones Unidas"[16] se señala que dentro de los principios básicos para la felicidad, las relaciones armoniosas y la seguridad de todos los pueblos, salud consiste en:

> [...]
> La salud es un estado de completo bienestar físico, mental y social, y no solamente la ausencia de afecciones o enfermedades.
> El goce del grado máximo de salud que se pueda lograr es uno de los derechos fundamentales de todo ser humano sin distinción de raza, religión, ideología política o condición económica o social.
> La salud de todos los pueblos es una condición fundamental para lograr la paz y la seguridad, y depende de la más amplia cooperación de las personas y de los Estados.
> [...]

Dicha anotación fue adoptada por la Conferencia Sanitaria Internacional, celebrada en Nueva York del 19 de junio al 22 de julio de 1946, firmada en esa misma fecha, por los representantes de 61 Estados, y entró en vigor el 7 de abril de 1948. La definición no ha sido modificada desde 1948.[17]

---

15 *Cfr.* Timasheff, Nicolas S., *La teoría sociológica,* 1ª. ed., 22ª. reimp. imp., México, Fondo de Cultura Económica, 2003, p.p. 55-58.

16 Organización Mundial de la Salud, *Constitución de la Organización Mundial de la Salud,* en Sitio de Internet Organización Mundial de la Salud en: https://apps.who.int/gb/bd/PDF/bd48/basic-documents-48th-edition-sp.pdf?ua=1#page=7

17 *Ibídem.*

Conforme a lo antes expuesto, se debe entender que la noción de Salud, de acuerdo a uno de los entes de mayor calificación en el campo mundial de la salud, como es la Organización Mundial de la Salud, no sólo se precisa lo relacionado a afecciones o enfermedades físicas del cuerpo humano. Dicha noción se extiende tanto a la esfera emocional, como a la social, por lo que en el caso de la enfermedad Covid-19, se encuentran elementos no sólo de afectación física, sino de alto impacto tanto en la psique de los individuos, como en los diversos ámbitos correspondientes a la sociedad.

En este sentido al señalar la Constitución de la Organización Mundial de la Salud, que el "goce del grado máximo de salud que se pueda lograr es uno de los derechos fundamentales" de todo ser humano, el conflicto jurídico desencadenado por la enfermedad COVID-19, corresponde a las naciones, al encontrarse obligadas a identificar y establecer medidas de prevención, así como proveer de la atención necesaria para garantizar la salud de todos los habitantes del mundo.

En este sentido, como se señala, la Constitución de la Organización Mundial de la Salud, inicialmente es enunciativa; sin embargo, debe precisarse que todas las naciones firmantes (entre ellas México), se encuentran obligadas a dar cumplimiento a los ideales establecidos en tal documento.

El caso mexicano, es un ejemplo normativo de las naciones obligadas a cumplir con el derecho a la salud como derecho humano, al encontrarse enfatizado en el artículo 1° de la Constitución Política Mexicana, conforme a las reformas publicadas en el Diario Oficial de la Federación del 10 de Abril de 2011.

En dicho artículo 1°, señala la obligación del Estado Mexicano, de respetar y garantizar los derechos humanos establecidos tanto en su Constitución, como en los tratados internacionales de los cuales sea parte. Así mismo, precisa en su párrafo tercero, la obligación de "Todas las autoridades a promover, respetar, proteger y garantizar los derechos humanos, de conformidad con los principios de universalidad, interdependencia, indivisibilidad, y progresividad".

Así mismo, dicho ordenamiento constitucional señala, en su artículo 4°, párrafo cuarto, el derecho de toda persona a la protección de la salud. Precisando además que:

> [...]
> La Ley definirá las bases y modalidades para el acceso a los servicios de salud y establecerá la concurrencia de la Federación y las entidades federativas en materia de salubridad general, conforme a lo que dispone la fracción XVI del artículo 73 de esta Constitución. La Ley definirá un sistema de salud para el bienestar, con el fin de garantizar la extensión progresiva, cuantitativa y cualitativa de los servicios de salud para la atención integral y gratuita de las personas que no cuenten con seguridad social.
> [...]

En relación con lo anterior, se encuentra que el Estado Mexicano, no sólo se encuentra obligado a mantener el máximo grado de salud respecto a afecciones o enfermedades físicas u orgánicas de los mexicanos, sino también en el caso de aquellas de tipo mental y social.

El COVID como concepto, no sólo afectó la esfera física de los enfermos de COVID-19, impactó tanto la esfera mental, como la social de los mexicanos, al no existir un sólo habitante, que en algún momento del periodo comprendido por la Pandemia, no haya reportado algún tipo de daño derivado por esta situación. En pocas palabras, enfatizando la afirmación inicial, todos enfermaron.

V. ESFERA SOCIAL

La definición de Salud establecida por la OMS, expuesta en el apartado anterior, tiene como punto de inicio la noción de Sujeto Biopsicosocial. Esta idea considera principalmente que el Sujeto se encuentra revestido por tres esferas o factores básicos a saber, la biológica, la psicológica y la social, supervinientes en los procesos de salud-enfermedad.

El origen del modelo biopsicosocial, "fue acuñado por el psiquiatra estadounidense George L. Engel (1913-1999) como modelo opuesto al médico. Consideraba, que el modelo médico dejaba de lado los aspectos psicológicos y sociales de la psiquiatría".[18]

Este modelo reconoce que todas las enfermedades tienen componentes biológicos, psicológicos y sociales, por ser cada individuo, compuesto por células organizadas en tejidos, órganos y aparatos (componente biológico); miembro de una familia, una comunidad, una cultura (componente social) y posee determinadas características mentales que lo hacen único (componente psicológico).[19]

El modelo biopsicosocial de Engel, está basado en la "Teoría general de sistemas"[20] de Von Bertalanfy; el cual ofrece, un marco conceptual donde los aspectos sociales y biológicos de los seres vivos son integrados de manera lógica con las ciencias físicas. El modelo biopsicosocial, considera al individuo como un sistema que está a su vez, formado por otros sistemas.

Según G. Engel existe un esquema para la aplicación del modelo biopsicosocial, el cual consta de cuatro apartados. El primero enfoca a la enfermedad (patofisiología, factores de riesgos, pronóstico, procedimientos diagnósticos, procedimientos de tratamientos); el segundo, se enfoca en la figura del paciente (enfermedades del eje I del DSM; historia clínica; rasgos de personalidad y estilos o mecanismos de afrontamiento; conceptualización de la enfermedad y tratamiento; educación y vocación; impacto de la enfermedad y tratamiento social, nivel de actividad, cuidado personal y calidad de vida).

El tercer apartado se enfoca al contexto familiar y cultural (calidad de las relaciones marital y familiar, uso y eficiencia del apoyo social, relación médico-paciente, formación cultural del paciente);

---

18 Gómez-Feria, Ildefonso, *Glosario de psiquiatría,* ISBN 978-84-611-7548-2, en Sitio de Internet *Psiquiatría.com,* en https://psiquiatria.com/bibliopsiquis/volumen.php?wurl=glosario-de-terminos

19 *Vid.* Engel, L, George, *The Need for a New Medical Model: A Challenge for Biomedicine,* en *Science, New,* Vol. 196, No. 4286, Abril 8, 1977, 129-136. Versión digital en: https://www.urmc.rochester.edu/MediaLibraries/URMCMedia/medical-humanities/documents/Engle-Challenge-to-Biomedicine-Biopsychosicial-Model.pdf

20 *Vid.* Bertalanffy, Ludwing von, *Teoría general de sistemas,* 1ª. ed., 22ª. reimp., México, Fondo de Cultura Económica, 2018.

y por último el cuarto apartado que se centra en el sistema sanitario (organización médica, instituciones u cultura, lo que cubren los seguros del diagnóstico y tratamiento, obstáculos geográficos, sociales, psicológicos para acceder a los servicios sanitarios y existencia de compensación económica por la incapacidad derivada de la enfermedad.)[21]

El modelo de biopsicosocial de Engel, hoy en día, presenta una perspectiva de conocimiento del sujeto en general, no sólo desde el ámbito de la psiquiatría, mismo que acerca a un más, a un ente con características materiales, más allá de las abstracciones propias del discurso médico, el cual de acuerdo a la presencia de la enfermedad COVID-19, y para efectos de este ensayo, requiere profundizar en la esfera de lo social.

De acuerdo al modelo aquí descrito, la esfera social o componente social, se encuentra determinada por los miembros de una familia, una comunidad, y una cultura.

La enfermedad provocada por el virus SARS-CoV2, responsable de la enfermedad COVID-19, es muestra evidente, de cómo un fenómeno inicialmente afectó la esfera biológica del sujeto, que posteriormente devino en un efecto epidémico, al enfocarse en una región determinada, para posteriormente convertirse en un fenómeno mundial.

Como se ha señalado, ante la carencia de referentes conceptuales médicos y sociales, para hacer frente al fenómeno, dentro de las estrategias principales ante lo desconocido, se presentó indispensable la instauración de medidas sanitarias, entre ellas, el distanciamiento social. Lo que generó que los componentes de la esfera social de los sujetos, en sus estructuras más sensibles, se vieran determinadas por una medida fundamental de 1.5 metros, llamada en México "sana distancia".[22]

---

21 *Cfr. Ibídem.*

22 INSTITUTO MEXICANO DEL SEGURO SOCIAL, *Sana Distancia y medidas generales de higiene, principales recomendaciones ante el retorno a la Nueva Normalidad, No. 382/2020*, en Sitio de Internet "Acercando el IMSS al Ciudadano" en: https://www.imss.gob.mx/prensa/archivo/202006/382

No obstante, el distanciamiento social de 1.5 metros, fue une medida para quienes por cuestiones de necesidad debían llevar a cabo actividades esenciales; constando éstas, en aquellas necesarias para mantener en mínimo el funcionamiento de la sociedad, o en su caso, quienes se encontraban residiendo en el mismo domicilio.

Lo anterior se debió ante la sospecha de que hubiese algún contagiado en los componentes sociales de cada uno de los sujetos. Así, el uso de cubrebocas o mascarillas (incluido lentes de protección), distanciamiento social, y antisépticos (gel antibacterial y lavado de manos continuo), generaron una atmósfera cotidiana para todos los habitantes del planeta.

El distanciamiento social, implicó inicialmente que la gente permaneciera en casa, y en caso de reportar algún síntoma, acudiese de inmediato a los servicios médicos. La respuesta de la sociedad ante el temor, se tradujo en la generación de por lo menos cuatro escenarios; uno, de quienes realmente enfermaron; segundo, de quienes reportaron algún síntoma no asociado con la enfermedad; tercero, de quienes se vieron suspendidas sus actividades sociales (laborales, escolares, etc.); y cuarto, de quienes negaron la enfermedad.

La ausencia de contacto social, como se ha venido anunciando, representa la más fuerte afectación para el sujeto ante la Pandemia, pues si bien, no todos los habitantes mostraron afectaciones físicas o biológicas, en gran medida, el aislamiento por protección del peligro representado por la enfermedad, traducido esto en medidas sanitarias oficiales, generaron múltiples desequilibrios y trastornos, en el desarrollo de las actividades sociales.

Viajes, servicios, actividades deportivas y culturales, trámites legales, procedimientos y procesos jurídicos, suspensión de actividades en centros laborales, escolares, de diversión y entretenimiento, servicios médicos programados, entre otros, son algunos de los sectores de la sociedad que súbitamente se vieron colapsados y trasladados, los que fueron posible, a ser desarrollados de forma remota en los domicilios.

Por primera vez (salvó la presencia de catástrofes naturales regionalizados), en la historia reciente, el contacto social y las vidas de millones de personas en todo el mundo, se vio suspendida, las calles se mostraron desiertas, el sonido de ambulancias y el agotamiento de las relaciones sociales, se hizo presente de manera progresiva, la sociedad definitivamente cambió.

En relación con lo anterior, el caos provocado por el distanciamiento social, impactó con mayor fuerza incluso de forma definitiva en los enfermos de COVID-19, las medidas sanitarias, les impusieron aislamiento total en espacios oscilantes entre 14 días como mínimo, o mientras persistieran los síntomas totalmente impredecibles.

En los casos de muerte, decesos a veces súbitos e indescriptibles, los enfermos nunca se pudieron despedir de sus familiares, por la progresividad de la enfermedad, inmersos en espacios de aislamiento en sus casas o rodeados de seres sin rostro con trajes especiales en los hospitales; y en último de los casos, en espacios de terapia intensiva sujetos a un proceso de intubación endotraqueal, símbolo de haber recorrido todo el espacio lineal conocido para el tratamiento de enfermedades respiratorias.

Esto se debe a que el contacto social, es una de las premisas básica de construcción de las sociedades modernas, debido a que las estructuras sociales, no son entidades fijas, sino que se encuentran en constante reproducción, en un proceso estructurador-estructurante, debido al cambio social; por tanto, ahí es en donde se desarrollan los diversos procesos de socialización primaria, secundaria, así como el mantenimiento y transformación de la realidad subjetiva. A este respecto Berger y Luckmann, señalan:

> ...el individuo no nace miembro de una sociedad: nace con una predisposición hacia la sociedad, y luego llega a ser miembro de una sociedad. En la vida de todo individuo, por lo tanto, existe verdaderamente una secuencia temporal, en cuyo curso el individuo es inducido a participar en la dialéctica de la sociedad. El punto de partida de este proceso lo constituye la internalización: la aprehensión o interpretación inmediata de un acontecimiento objetivo en cuanto expresa significado, o sea, en cuanto es una manifestación de los procesos subjetivos de otro que, en consecuencia, se vuelven subjetivamente significativos para mí.[23]

---

23 BERGER Peter, y Luckmann Thomas, La construcción social de la realidad, 1ed. 21ª reimpresión, Buenos Aires, Amorrortú, 2008, p. 162,163.

El espacio social, es el lugar en donde se construyen los referentes del sujeto en la vida moderna. Dicho espacio, no es sólo un sitio físico, sino que se encuentra definido por estructuras o vínculos los cuáles otorgan sentido y orientación al ser humano.

En este sentido, las estructuras o vínculos sociales, son las redes neuronales detonadores de la acción social. Es por eso que uno de los puntos de mayor impacto provocado por la enfermedad COVID-19, atentaron en contra de la sociedad en dos aspectos, uno como sujeto de la sociedad, y dos en la sociedad como conjunto.

VI. EL LENGUAJE Y CULTURA EMERGENTE DE LA PANDEMIA

Uno de los elementos que trajo consigo la nueva enfermedad, es la construcción de diversos discursos explicativos del fenómeno sucediendo, lo cual incluyó un nuevo lenguaje, así como la integración de múltiples referentes válidos o no, los cuáles introdujeron en el pensamiento mundial, la constante idea de riesgo e inseguridad, de lo contingente y emergente, mismos que progresivamente devinieron en permanentes.

Dentro de los presupuestos básicos para la identificación de una cultura se encuentra el lenguaje, toda vez que es a través de él, la manera a partir de la cual los pueblos se comunican, por tanto, sin lenguaje no hay cultura, y de no concurrir esta última, tampoco sociedad, historia y existencia.

La sociedad conocida hasta finales del 2019, despertó a una forma distinta de comprender y dialogar con su entorno a partir de la Pandemia del COVID (conceptos ya explicados en párrafos precedentes), descubrió que la noción de interdependencia, no era sólo un término utilizado por las Ciencias Sociales, para explicar la complejidad de las estructuras en las cuales el conglomerado social se encontraba unido, sino una necesidad evidente y a la vez peligrosa para la subsistencia.

Se dice evidente, porque el sujeto individualista y posmoderno, se encontró no en un paisaje asocial y elitista voluntario, sino obligado, ante una amenaza real derivada de la Pandemia; la cual no desapareció en un lapso corto de tiempo, e invadió sin una razón aparente, a personas de cualquier situación económica, política y social, que de forma sorprendente no eran desconocidas, sino aquellas con las que se convivió toda una vida, o en momentos próximos, las cuales devinieron en posible contagio por coronavirus.

Este panorama parece haber regresado a un escenario filosófico, altamente existencial, detonado por el peligro de contagio; es decir, la profunda idea y ansiedad por sobrevivir a cada día, y saber que el otro con quien se tuvo un contacto, por mínimo y sutil, se encontrare bien, con el fantasma de la desesperación de una posible enfermedad subyacente en cada uno. Desesperación que describía el filósofo existencialista danés Sören Kierkegaard en siglo XIX:

> ...lejos de morir de ella, hablando con propiedad, o de que ese mal termine con la muerte, física, su tortura, por el contrario, consiste en no poder morir, así como en la agonía el moribundo se debate con la muerte sin poder morir. Así, estar enfermo de muerte es no poder morirse; pero aquí, la vida no deja esperanza y la desesperanza es la ausencia de la última esperanza la falta de la muerte. En tanto que ella es el supremo riesgo, se espera de la vida; pero cuando se descubre lo infinito del otro peligro, se espera la muerte. Y cuando el peligro crece tanto con la muerte, se hace esperanza; la desesperación es la desesperanza de no poder incluso morir.[24]

El panorama descrito, dio origen desde el discurso médico hacia la sociedad, a buscar la explicación del contagio o no de COVID-19, no desde el origen de la enfermedad, sino del posible transmisor de la enfermedad, obligando a la preservación en la memoria, de quienes vivieron la Pandemia, de las llamadas cadenas de contacto o contagio, como un criterio para la identificación de casos de enfermedad.

Es difícil señalar si la Pandemia ha marcado una nueva era en la existencia humana, quien en toda su historia, ha conocido de la fragilidad y vulnerabilidad de la vida humana, historia escrita de forma

---

[24] KIERKEGAARD, Sören, Tratado de la desesperación, 3ª ed., México, Grupo Editorial Tomo, S.A. de C.V., 2013, p.p. 29, 30.

lineal, que ha anunciado epidemias y enfermedades, mismas que han pasado al olvido.

No obstante el olvido de las crisis anteriores, la Pandemia de COVID, ha anunciado la eterna posibilidad de una catástrofe que no se pensó sucedería. El COVID ha llevado a la raza humana, sustentada en la modernidad, si no a una nueva era, a un renacimiento derivado de un alumbramiento doloroso.

Más allá de todas las restricciones establecidas por las leyes humanas, la libertad, como valor supremo, se ha visto coartada no por un ente de índole legislativo o de poder, sino por un virus cuyo origen es hasta cierto punto desconocido.

El temor entre sujetos, fundado en la amenaza real de contagio de COVID, llevó a la sociedad a reformular los distintos procesos de identificarse en la otredad. La premisa de miedo al contagio, traducido en riesgo y peligro, dio nacimiento a nuevas formas de interacción entre sujetos, de formas en las que antes de la Pandemia, parecían conductas impropias en diversos núcleos y prácticas sociales.

El nuevo retrato de lo social, proporcionado por la Pandemia, trajo consigo una serie de prácticas inmorales y asociales en contraste con el pasado próximo. Desde que las personas no debían saludar (de mano) y mostrarse con el rostro cubierto (con cubre-bocas), hasta de no ser necesario salir, quedarse en casa y evitar reuniones sociales, o evitar platicar con otras personas a menos de metro y medio de distancia, así como desinfectar prácticamente todo el entorno.

Conforme a lo dicho, nunca antes el lenguaje del discurso médico, había tenido tanta presencia en la sociedad; palabras como confinamiento, aislamiento, cuarentena, prueba (positiva, negativa, falso positivo, falso negativo), infección, desinfección, contagio, se hicieron parte del palabreo de la sociedad pandémica.

Derivado de lo anterior, se presentó la urgencia por la integración de nuevas prácticas sociales, que miraban al mundo como las instituciones totalizadoras descritas por el sociólogo canadiense, padre de la microsociología, Erving Goffman, quien señala que toda institución absorbe tiempo e interés de sus miembros, y estas a su vez les proporcionan un mundo propio.[25]

Un problema identificado, originado por la Pandemia, es que aquel mundo otorgado por las instituciones, modificó el lugar asignado a este; es decir, si bien el sujeto moderno, comprendía un lugar específico para la realización de sus actividades, las dimensiones del mundo institucional se relativizó, al permanecer en resguardo sin tiempo definido, obligándolo a llevar ese mundo institucional a un mismo sitio.

La cultura y el lenguaje del sujeto pandémico, dio lugar a normalizar términos y prácticas como sanitizar, uso de cubre-bocas (tapabocas, mascarilla, respirador), trabajo en casa, clases en línea, video conferencias, trámites en línea, comercio electrónico, envío por paquetería, entre otros, lo cual se resume en procesos de adaptación que hubo de haber sufrido el mundo ante el advenimiento agresivo del COVID.

La cultura de la protección y seguridad, no sólo de factores derivados de la delincuencia, sino de un ente invisible, a su vez letal, hizo de cada punto de encuentro, el establecimiento de una institución totalizadora.

Goffman señala que son cinco tipos de instituciones totalizadora, las erigidas para cuidar de las personas que parecen ser a vez incapaces e inofensivas; las destinadas al cuidado de incapaces de cuidarse por sí mismos (constitutivos de amenaza a comunidad); los hospitales de enfermos infecciosos, psiquiátricos y leprosos; las organizadas para proteger a la comunidad contra quienes constituyen un peligro para ella (cárceles, presidios, campos de trabajo y concentración); las destinadas al mejor cumplimiento de carácter laboral (cuarteles, barcos, escuelas); y por último, las concebidas como refugio del mundo (abadías, monasterios, claustros, entre otros).[26]

En relación a lo prescrito, Goffman refiere que las instituciones totalizadoras son lugares específicos para la realización de los fines

---

25 Cfr. GOFFMAN, Erving, Internados Ensayos sobre la situación social de los enfermos mentales, 2ª ed., Buenos Aires, Amorrortú, 2007, p. 17.

26 *Cfr. Ibidem,* p.18.

antes citados, donde existen límites externos, estableciendo sistemas de exclusión a sujetos en aislamiento por causas múltiples; sin embargo, dichas instituciones se caracterizan por la ausencia de límites internos en la realización de actividades, tales como comer, trabajar, recreación, etc.

El ejercicio vivido a través de la Pandemia, quizá sobrepasó el planteamiento del sociólogo canadiense, debido a que el mundo devino —así mismo— en una institución totalizadora, siendo cada casa un refugio de la enfermedad COVID-19, mostrando una nueva forma de comprensión del espacio-tiempo en la vida cotidiana, así como a la regeneración, o destrucción de las estructuras componentes de los diversos núcleos de la sociedad.

VII. RESPIRAR

A través del fenómeno COVID, se han planteado diversos escenarios relacionados a la experiencia y forma a partir de la cual se ha vivido, se vive, y será considerado en el futuro.

Cabe resaltar que la función orgánica de respirar es uno de los aspectos simbólicos que biológica, como socialmente ha atacado la enfermedad COVID-19. Biológicamente, por ser una enfermedad producida por un virus el cual ataca inicialmente el aparato respiratorio humano, provocando una crisis multifactorial en el organismo donde se hospeda, generando bajas sensibles en la respiración, así como posibles secuelas, de ser superada la enfermedad, en distintos órganos del cuerpo.

Así mismo, en el ámbito social, siguiendo una analogía orgánica spenceriana, la sociedad mundial se vio afectada por el fenómeno COVID en sus aspectos vitales de respiración, al verse suspendidas de forma inusitada, la mayoría de las actividades no esenciales, lo cual dejó la puerta abierta al colapso de las estructuras sociales.

Dicho colapso en las estructuras sociales, de la misma manera que en los organismos humanos, mostraron deterioros significativos, tanto en instituciones públicas y privadas, así como las diferentes esferas señaladas para el ejercicio de gobierno, sufrieron pérdidas provocadas por la Pandemia, todavía hoy incontables.

En este cúmulo de daños, los sectores más afectados, se encontraron al interior de los núcleos sociales, propiamente en las estructuras interpersonales, al modificarse la orientación que habían llevado hasta antes del fenómeno, también tuvieron dificultades para respirar, incluso muchas de ellas dejaron de hacerlo.

Como se ha dicho, la noción de respirar lleva consigo denotaciones simbólicas que describen ampliamente el fenómeno COVID. Primero, por ser un signo vital esencial para la vida humana, y segundo, por el significado de la palabra en sí.

Respirar según la Real Academia Española, proviene del latín *respirāre,*[27] palabra que se compone del prefijo en latín *re,* cuyo significado de acuerdo a la citada fuente es repetición,[28] interpretado esto como volver a. El siguiente vocablo en latín se encuentra en *spirāre,* forma verbal de *spirĭtus* que significa espíritu.[29]

Conforme a lo anterior, respirar significa volver al espíritu. Como se ha podido enfatizar, el fenómeno COVID ha perturbado el acto de respirar, cuya orientación simbólica, es no dejar o permitir el libre fluir del devenir de la historia, conforme había sido comprendida.

Lo anterior no implica necesariamente la existencia de una voluntad detrás del fenómeno. Existen tres implicaciones investigativas que subyacen a este razonamiento; la primera, se relaciona con la búsqueda del origen de la enfermedad, con el fin de entenderla e identificar los caminos para prevenirla y combatirla.

La segunda implicación, se vincula al hecho de que si existe una voluntad la cual dio origen a la Pandemia, esta voluntad se encuentra en responsabilidad, ante el presumible acto criminal en contra de

---

27 *Cfr.* REAL ACADEMIA ESPAÑOLA, *Respirar,* en Sitio de Internet Real Academia Española, en https://dle.rae.es/respirar

28 *Cfr.* REAL ACADEMIA ESPAÑOLA, *Re,* en Sitio de Internet Real Academia Española, en https://dle.rae.es/re-#VFxyLmQ

29 *Cfr.* REAL ACADEMIA ESPAÑOLA, *Espíritu,* en Sitio de Internet Real Academia Española, en https://dle.rae.es/esp%C3%ADritu

la humanidad, aunado a la posibilidad existente de tener el conocimiento de revertir el efecto maligno del virus.

La tercera implicación, es el acto negligente de quien tuvo en sus manos la posibilidad de evitar el desencadenamiento de fenómeno y no pudo hacerlo.

Las tres tesis citadas, engloban en gran parte muchos de los discursos citados por la sociedad, de hecho estas hipótesis parten de la idea de que el fenómeno existe; sin embargo, resta una tesis más, señalada como "negacionista", la cual consiste en negar la existencia de la enfermedad y el fenómeno, aludiendo a ser ésta una estrategia de los gobiernos para controlar al mundo, e incluso la creación de un nuevo orden mundial.

La ausencia de explicaciones lógicas y científicas al desencadenamiento súbito de la Pandemia, ha dado lugar y tiempo para la generación de diversos imaginarios colectivos; sin embargo, también debe aclararse que no es problema de la ciencia en sí, sino de las narrativas imaginarias construidas en torno a la ciencia.

Si bien el pensamiento científico opera en términos preventivos, riesgo y peligro, la distinción principal radica, en la idea de desproveerla del mito fundado en el discurso generado respecto a que la ciencia, es el conjunto de conocimientos encaminados a develar la verdad, debiéndose asumir que esta última, es sólo una aspiración, entendida como la aproximación a la realidad en un tiempo y un espacio.

Una de las demandas de la sociedad contemporánea, en relación al mito de la ciencia, derivado del pensamiento moderno, es la promesa tácita de encontrarse obligada a la identificación del origen y explicación de todas las cosas a través de ella.

Esta situación, a grosso modo, se puede señalar como aquel compromiso adquirido por el conocimiento científico, a partir del derrocamiento del discurso medioeval, de índole metafísico, el cual presuponía que un dios, determinaba la verdad y la explicación de las cosas.

Entre este y otros motivos, la ciencia comprendida desde el vulgo, lleva consigo una responsabilidad heredada; sin embargo, debe aclararse que no existe sólo un discurso de eso llamado ciencia, y esta a su vez responde a diversos intereses, ideología, etc.

No obstante lo anterior, el discurso de la modernidad ha establecido la constante —derivada del pensamiento racional y lineal (casual explicativo)— de que es necesario identificar desde esta perspectiva el origen de las cosas; no obstante, debe reconocerse que el discurso de la ciencia moderna, no siempre puede obtener respuestas concretas a múltiples presupuestos, o al menos en los términos exigidos por la sociedad de las primeras décadas del siglo XX.

El origen del virus causante de la enfermedad COVID-19, aun no se encuentra claro, de hecho la Organización de Naciones Unidas (ONU), a través de la Organización Mundial de la Salud (OMS), ha realizado múltiples intentos por identificar el origen del virus SARS-CoV-2. Como ejemplo, se tiene el informe dado a conocer por 17 científicos de dicha Organización, que en 120 páginas, quienes fueron enviados a China con tal misión, afirmaron que es extremadamente improbable que el virus haya salido de un laboratorio, y existen 4 hipótesis sobre el origen del virus con alto grado de probabilidad, como son:

- Transmisión zoonótica directa (de animal a persona): Probable.
- Introducción del virus a través de un huésped intermedio seguido por una transmisión zoonótica (es decir, de un animal a otro, y de este a una persona: Muy probable.
- Introducción a través de una cadena de frío/alimentaria: Posible.
- Escape de un laboratorio: extremadamente improbable.[30]

Como se puede observar, los esfuerzos realizados hasta ahora, no arrojan evidencias claras sobre el origen de virus causante de la en-

---

[30] NACIONES UNIDA, Noticias ONU Mirada global Historias humanas, *"Es extremadamente improbable" que el COVID-19 saliera de un laboratorio, aseguran los científicos*, 30 marzo 2021, en Sitio de Internet Naciones Unida, Noticias ONU Mirada global Historias humanas, en https://news.un.org/es/story/2021/03/1490272

fermedad COVID-19. Primero, porque las conclusiones de 17 científicos enviados a China en marzo de 2021, reconocieron haber recibido presiones políticas de diferentes países; segundo, porque no tuvieron como objeto de estudio, desde un inicio, indagar al interior de los laboratorios en la región de Wuhan en China.

El informe en comento, se limitó únicamente a las hipótesis antes señaladas, declarando Tedros Adhanom Ghebreyesus, Director General de la OMS, que todas las hipótesis siguen en proceso de validación y concluyó:

> Este informe es un comienzo muy importante, pero no es el final. **Todavía no hemos encontrado la fuente del virus**, y debemos continuar siguiendo la ciencia y no dejar piedra sin remover como lo hacemos.[31]

Lo anterior implica que a pesar de los esfuerzos, no existen respuestas a la interrogante sobre el origen del virus investigado; sin embargo, el discurso del pensamiento científico moderno, se encuentra totalmente presente, al precisar la constante posibilidad de encontrar una explicación racional, visualizado en el término "todavía".

No obstante lo dicho por ONU, si bien no se conoce el origen del virus, hasta el momento se han identificado diversas mutaciones del mismo, tales que han sido diferenciadas con letras del alfabeto griego.

Bajo este tenor, el mundo, para volver a respirar, se encuentra en un proceso de transición necesaria, con vistas a plantearse dos directrices. Una, la reconstrucción del mundo, a pesar de que el fin de la Pandemia sea incierto, aún con la existencia de vacunas, o bien girar a un proceso de deconstrucción global.

Los planteamientos citados, parten de una idea básica derivada de los efectos del fenómeno COVID: destrucción. La reconstrucción del mundo, implica al menos de forma ideal, buscar en la manera de lo posible que el mundo regrese al punto inmediato anterior del inicio de la Pandemia.

---

31 *Ibidem.*

La idea de la reconstrucción, ha sido una de las pretensiones propuestas por el pensamiento moderno, cuyos ejemplos se encuentran en un recuento lineal de la historia, como ha sucedido ante catástrofes ambientales, accidentes, guerras, etc., en los cuáles múltiples gobiernos, siguiendo la directriz de orden y progreso (como lo citaba Comte), asumen haber alcanzado, en sus discursos, volver a construir sus naciones y subsanado los daños provocados por los fenómenos que les aquejan.

Por su parte, la deconstrucción implica, la realización de un ejercicio de percatación de ambigüedades, fallas y contradicciones en los discursos con los que describimos el mundo, como afirman, en un sentido metodológico, Hardt y Negri textualmente "...es el enfoque crítico y deconstructivo, que apunta a subvertir los lenguajes y las estructuras sociales hegemónicos para revelar así una base ontológica alternativa que se sustenta en las prácticas creativas y productivas de la multitud; ..."[32]

El sujeto de la historia en la época pandémica, hubo de romper involuntariamente con múltiples significados que la modernidad sostuvo durante mucho tiempo, incluido en ellos el de seguridad y libertad.

La idea de la deconstrucción, obliga necesariamente a resignificar estructuras y proveer de nuevas lecturas a la existencia humana durante la Pandemia por COVID y necesariamente después de ella.

Lo anterior no significa olvidar al mundo como lo fue, sino un acto de percatación de que no volverá a ser el mismo, aunado al nacimiento de la constante posibilidad de que lo vivido con el fenómeno COVID, es la materialización del riesgo de que un fenómeno igual o de mayor letalidad puede suceder.

Sea cual fuere el camino que ha de seguir el mundo (reconstrucción o deconstrucción) en su tránsito por el fenómeno COVID, la sociedad mundial requiere de reinterpretar su existencia, así como interpretar la enfermedad, lo cual no implica obligatoriamente en-

---

32 HARDT MICHAEL Y NEGRI ANTONIO, *Op. Cit.* p.68.

contrar el origen de la enfermedad, sino comprenderla a partir de su discontinuidad, es decir, encontrar su cura y reorganizar a la sociedad, para volver a respirar.

VIII. EL GIRO A LA DISCONTINUIDAD

Uno de los preceptos establecidos por la modernidad, es el mandato de ejercer un dominio sobre la naturaleza, a través de la ciencia y tecnología. Dicho precepto narcisista, a través de la racionalidad, supone la superioridad del ser humano sobre todas las cosas; sin embargo, tal proceso de racionalización encadenó la interpretación del mundo a un pensamiento lineal, sujeto a un discurso metodológico, racional, sistemático y verificable, como así lo hacen ver los escritos de Mario Bunge sobre el saber científico.[33]

El fenómeno COVID, evidenció que dicho proceso de racionalidad, no es del todo eficaz en cuanto a la proximidad y eficacia requerida. Dicho fenómeno, refrendó el status de falibilidad, predicado por el discurso del método científico desde su construcción, al enfrentar uno de los más grandes desafíos de su historia, al generarse una coyuntura de índole trascendental para el futuro próximo de la humanidad.

La coyuntura generada, abrió quizá uno de los más grandes paréntesis para el pensamiento lineal, al verse obligado a reconocer una ruptura, no en el discurso de lo continuo, sino en el ámbito de lo fáctico.

Esta ruptura se hace manifiesta, a través de la falta de evidencias para el reconocimiento de elementos causales de la enfermedad COVID-19; es decir, si bien la lógica de interpretación de la enfermedad corresponde a un virus, semejante al virus influenza, o algún elemento análogo, el impacto y forma de proliferación es lo que inicialmente hace diferente al virus SARS-CoV-2.

---

[33] *Vid.* BUNGE, MARIO, *La Ciencia su método y su filosofía*, Argentina, Ediciones Siglo Veinte, 1980, p. 9 a 36.

El nuevo virus, al no tener correspondencia lineal o análoga en su totalidad, hasta el momento, rompió el principio de causalidad, dado que se conocen los efectos, pero no —como se hizo evidente en las investigaciones de la OMS— las causas que desencadenaron la enfermedad.

La ruta del pensamiento lineal por su parte, se ha encasillado en tratar de identificar las causas del SARS-CoV-2; sin embargo, en el campo del tratamiento médico, de frente a la enfermedad, es decir, en el trabajo con los infectados, es redireccionar su actuar hacia el campo de la discontinuidad.

Lo anterior se da como consecuencia de los obstáculos explicados en el presente ensayo, que debió enfrentar la sociedad y el ejercicio médico, situación que obligó a muchas personas a impactarse en el muro establecido por la enfermedad.

Médicos, enfermos y familiares, atravesaron diversos umbrales altamente peligrosos, lo que significó el ingreso en un túnel ciego en el cual muchos no lograron salir con vida, al implementarse protocolos de atención a veces sin sustento, aunado a la proliferación de narrativas imaginarias en la sociedad confinada, respecto a la situación real de la enfermedad, detonando prácticas que iban desde lo tradicional, hasta lo grotesco.

Dentro del tránsito antes descrito, debido al incremento de brotes en todos los sectores de la sociedad, diversos grupos de médicos, ámbitos de gobierno y sociedad civil, a partir del reconocimiento de las diversas formas de manifestación de la enfermedad, comenzaron a replantear su posición frente al fenómeno, llevando a cabo un giro que dejaba de lado el pensamiento lineal, para adoptar una perspectiva hacia la discontinuidad.

En un texto de 1966 nombrado "En búsqueda del presente perdido", Michael Foucault señaló:

> La discontinuidad de las cosas vistas por fragmentos repetidos es sustituida por la continuidad de un sujeto al que su presente derrama sin cesar fuera de él mismo, pero que circula sin sobresalto por su propio espesor dispersado. A través de los cambios de cronología, de escala,

> de personajes, se mantiene una identidad por la cual las cosas se comunican.[34]

La manifestación del fenómeno COVID, dada su irrupción, desconocimiento y acelerada diseminación en la sociedad, no pudo ser racionalizada de forma suficiente por el pensamiento línea, pero si lo fue para generar un plan de acción, tomando como base la experiencia obtenida del primer impacto de la enfermedad, la cual en relación al tiempo se mostraba reducida, no así en el número de casos.

Por los motivos antes citados, el pensamiento discontinuo se mostró como una alternativa ante el movimiento; es decir, se trató entonces de ejecutar dos ejercicios operativos simultáneos de diversa naturaleza.

El primero de índole macrosocial, cuyo fin fue el de contención y control social, a través de campañas de concientización de la enfermedad, mensajes en medios masivos de comunicación, medidas sanitarias e incremento en servicios médicos, situación que en diversos países, fue insuficiente.

El segundo ejercicio operativo, se llevó a cabo de forma estructural. Este ejercicio, se realizó mediante acciones individuales, a través de la recopilación de muestras producto de la observación o conocimiento empírico, siendo aquí en donde se aprecia de mejor modo el giro discontinuo.

Ante la ausencia de una interpretación lineal del fenómeno, el pensamiento discontinuo, ofrece el reconocimiento de elementos aparentemente aislados para la asignación de un significado. En este sentido Judith Revel, en relación al pensamiento de Foucault, señala que este autor opone la fragmentación y discontinuidad, es decir, en un plano donde:

> ... la única continuidad posible es la discontinuidad que ya no es entendida simplemente como consecuencia de una limitación necesaria (estamos condenados a lo discontinuo porque no tenemos acceso a

---

[34] FOUCAULT, Michael, *Á la recherche du présent perdu, en Dits et écrits*, vol. I, texto n⁰ 35, pág. 505., citado por Revel, Judith, *Foucault, un pensamiento de los discontinuo*, Buenos Aires, Amorrortú, 2014, p. 35

> la continuidad absoluta de una conciencia soberana), sino vivida en positivo como la posibilidad de redefinir al sujeto a partir de su "incesante movilidad", como proceso continuo de modificación.[35]

Como ejemplo de lo anterior, se encuentra la experiencia vivida por muchos médicos, quienes inicialmente, trataron la enfermedad a través de diversos fármacos, empleados en otras enfermedades contagiosas; sin embargo, esta técnica no siempre dio los resultados requeridos, situación que dio origen a diversos debates acerca del uso de sustancias no conducentes para el tratamiento preciso del COVID-19.

Progresivamente, el tratamiento del COVID-19, se empezó a gestar de manera discontinua. Si bien no se conoce con precisión un medicamento que combata frontalmente la enfermedad, la guía para mantener los cuerpos enfermos con vida, fue a través del reconocimiento clínico de los síntomas, con el fin de no llegar a un estado crítico de intubación endotraqueal.

La posición discontinua adoptada ahora por los médicos, es la vigilancia de la emergencia de síntomas y etapas de la enfermedad. Toda vez que no todos los infectados presentaron los mismos síntomas, atravesaron las mismas etapas, y fueron diagnosticados desde el inicio de la enfermedad, el suministro de fármacos a ellos, se realizó de acuerdo a dichas manifestaciones, así como reforzando los sistemas de defensas de los cuerpos, hasta que la infección cediere, de ahí que, como señala Judith Revel, siguiendo a Foucault, respecto al pensamiento discontinuo:

> la única continuidad posible sea la de la metamorfosis, lo cual equivale a decir que la única constante imaginable es la de una discontinuidad entendida como cambio continuo, como continuidad de movimiento.[36]

La misma ruta de la discontinuidad, fue la seguida en el ámbito social. La sociedad, incluido el gobierno y el sector civil, tuvieron que adaptarse al cambio impuesto por la contingencia. Inicialmente, se

---

35 REVEL, Judith, *Foucault, un pensamiento de los discontinuo*, Buenos Aires, Amorrortú, 2014, p. 35, 36

36 *Ibidem.* p. 36

presentó como medida emergente el confinamiento total, dejando sólo las actividades esenciales, situación que a través del sistema de vigilancia, tomando como referencia el incremento de personas infectadas y decesos, fue modificándose progresivamente.

Dentro de los problemas presentados en este proceso de integración al modelo discontinuo, se encuentra la manifestación de resistencia al cambio, por parte de diversos sectores de la sociedad. Los cambios propuestos en diversos casos, implicaron el abandono de las actividades sociales, principalmente comerciales y laborales, situación que modificó por completo el funcionamiento de la sociedad.

El mal llamado confinamiento, como medida discontinua, al ser propuesto por un sistema de vigilancia epidemiológico, implicó el cierre y apertura de las actividades sociales, de forma gradual, situación sí, de incertidumbre y relatividad; sin embargo, son factores que no dependen de la voluntad del aparato de control social, sino de una búsqueda de contención para la supervivencia.

Es la búsqueda de la supervivencia, aquello que no fue explicado totalmente a la sociedad. La noción de confinamiento, junto con la idea de encierro, es un término socialmente asociado a la de castigo. La posición debió ser vinculada a la idea de resguardo o refugio.

El resguardo de la sociedad en lo jurídico, principalmente en el ejercicio de los derechos, implicó la modificación en la realización de los trámites burocráticos, la procuración de justicia, así como la impartición de justicia. Se mostró una migración en la mayoría de los casos (salvo las actividades esenciales y críticamente aquellos quienes se resistieron a salvaguardar a su personal), a diversos sistemas digitales, tanto en educación, celebración de audiencias, a través de diversas plataformas para generar conversaciones a la distancia.

El fenómeno COVID, trajo consigo la necesidad de aprender nuevas herramientas para la comunicación, así como la instauración de proceso de adaptación a los medios y tecnologías de la información.

En suma, el giro hacia la discontinuidad, estableció nuevos escenarios derivados de la necesidad de coexistir y quizá, convivir directamente con los procesos de salud-enfermedad, requiriendo de empatía y resiliencia para con los otros.

Lo más importante en ese sentido y la enseñanza de lo vivido por la Pandemia, es la percatación de la materialización de un cambio necesario, no deseado por la sociedad; sin embargo, es importante no perder de vista dadas las condiciones vividas, según se evidenció en la experiencia, el permitir que la linealidad evite el libre fluir de la vida social, situación que ha logrado apuntalar la posición discontinua.

IX. APUNTES FINALES, VOLVER A RESPIRAR

Si bien los canales oficiales y expertos en el tratamiento del fenómeno COVID, no han señalado un periodo para su finalización. Es necesario precisar que en la historia lineal y no lineal, de las enfermedades humanas, es probable que no se identifique pronto ni la cura, ni el origen de la enfermedad COVID-19, como es el caso del Cáncer y el SIDA.

Es importante hacer notar, que hasta el momento existen diversas vacunas que ayudan a minimizar los efectos de la enfermedad COVID-19; sin embargo, esto no implica la solución al problema, gran parte de esta, se encuentra en la sociedad, por lo que lograr construir un nuevo escenario posterior a la Pandemia, no es únicamente atribuible a los gobiernos como se piensa, es importante la participación del conglomerado social.

Se pueden dibujar, al menos, dos escenarios en prospectiva, causes presentes ya en la sociedad superviniente a la Pandemia. El primero de ellos es el sendero conducente al camino de los excesos, esto como resultado a la falsa idea del tiempo perdido, que no es sino la negación de haber vivido y sobrevivido, a una forma de vida diferente a la pauta lineal de existencia, ampliamente cuestionada en este ensayo, lo cual se manifiesta como muestra de mal estar, situación absurda, pues ante la falta de elementos no hay a quien culpar.

El segundo escenario se muestra de forma platónica, como aquellos seres al salir de la caverna, o aquellos ciegos descritos por Saramago que han salido del psiquiátrico. El reencuentro con el mundo, inicialmente será doloroso, ante la ausencia de muchos, debe obligar a admitir que la época de Pandemia vivida, urge de volver al espíritu de forma diferente, en un nuevo punto de inicio; es decir, salir a respirar en un mundo que cambió, a pesar del escepticismo y negación, el derecho y la sociedad, es necesario aprender a vivir y convivir con la enfermedad, de forma receptiva, reflexiva, empática y resiliente.

Por último, debe aclararse que en la observación del fenómeno COVID, al igual que muchos otros, la correlación de eventos, no implica su causalidad, toda vez que la oportunidad de resultar enfermo, no responde a una situación en concreto.

Lo anterior significa que hasta el momento se conocen parcialmente los efectos de la enfermedad y el fenómeno desatado por ella, pero no sus causas. La correlación de eventos, sólo demuestran posibles factores que pueden incrementar o disminuir los tránsitos de la experiencia pandémica.

Para generar un sendero, a un estadio de mayor claridad en el túnel establecido por los escenarios del COVID, es importante admitir que se encuentra más allá de la voluntad del ser humano, por ser un fenómeno natural y no es viable tratarlo como un acto de poder o ente a quien domar.

El concepto COVID, Pandemia, o como diversos órganos institucionales de carácter oficial señalan “Pandemia por COVID-19”, es de índole relativo, cuyo fin es otorgar un nombre a un posible contexto de realidad, en lo social, legal, político e incluso médico.

Es importante enfatizar que el fenómeno analizado en este ensayo es de carácter mundial y humano, por tanto cada integrante de la sociedad, inscrito en dicho contexto de realidad, tuvo una experiencia diferente, con mayor o menor sufrimiento; por lo tanto, es importante, no olvidar, no deshumanizar, ni minimizar, lo experimentado, toda vez que el COVID, así como sus escenarios, muestran múltiples caminos no lineales para ser comprendidos y volver a respirar.

X. FUENTES

Bibliografía

BERGER Peter, y Luckmann, Thomas, *La construcción social de la realidad,* 1ed. 21ª reimpresión, Buenos Aires, Amorrortú, 2008.

Bertalanffy, Ludwing von, Teoría general de sistemas, 1ª. ed., 22ª. reimp., México, Fondo de Cultura Económica, 2018.

BUNGE, MARIO, *La Ciencia su método y su filosofía,* Argentina, Ediciones Siglo Veinte, 1980.

COMTE, AUGUSTO, *La Filosofía Positiva,* 3ª ed, México, Porrúa, 1986.

FOUCAULT, Michael, *El nacimiento de la clínica. Una arqueología de la mirada médica,* 22ª reimpresión, México, Siglo XXI, 2009.

FOUCAULT, Michael, *Vigilar y castigar, 34ª edición,* México, Siglo XXI, 2005.

GOFFMAN, Erving, *Internados Ensayos sobre la situación social de los enfermos mentales,* 2ª ed., Buenos Aires, Amorrortú, 2007.

HARDT MICHAEL Y NEGRI ANTONIO, *Imperio,* 1ed, España, Paidos Surcos 3, 2005.

KIERKEGAARD, Sören, *Tratado de la desesperación*, 3ª ed., México, Grupo Editorial Tomo, S.A. de C.V., 2013.

REVEL, Judith, *Foucault, un pensamiento de los discontinuo,* Buenos Aires, Amorrortú, 2014.

TIMASHEFF, NICOLAS S., *La teoría sociológica,* 1ª. ed., 22ª. reimp. imp., México, Fondo de Cultura Económica, 2003.

Artículos

BBC NEWS MUNDO, *Coronavirus: cómo es Wuhan, la ciudad china donde se originó el nuevo brote y aislada por las autoridades,* en Sitio de Internet BBC NEWS MUNDO en: https://www.bbc.com/mundo/noticias-internacional-51206219

CNN, *Cronología del coronavirus: del primer caso reportado al desarrollo de vacunas en 12 meses.* En Sitio de Internet CNN en: https://cnnespanol.cnn.com/2020/12/25/cronologia-del-coronavirus-del-primer-caso-reportado-al-desarrollo-de-vacunas-en-12-meses/

DATOS RTVE, *COVID-19. Mapa del coronavirus en el mundo: casos, muertes y los últimos datos de su evolución,* en Sitio de Internet RTVE.es, en: https://www.rtve.es/noticias/20210420/mapa-mundial-del-coronavirus/1998143.shtml

Engel L, George, *The Need for a New Medical Model: A Challenge for Biomedicine,* en *Science, New,* Vol. 196, No. 4286, Abril 8, 1977, 129-136. Versión digital en: https://www.urmc.rochester.edu/MediaLibraries/URMCMedia/medical-humanities/documents/Engle-Challenge-to-Biomedicine-Biopsychosicial-Model.pdf

Fabian Polisena, Marcos, *La Racionalización en Occidente: experiencia del desencanto del mundo: Max Weber y George Bataille,* en Eikasia Revista de Filosofía. En Sitio de Internet Eikasia Revista de Filosofía en https://revistadefilosofia.org/revistadefilosofia_old/84-06.pdf

Gómez-Feria, Ildefonso, *Glosario de psiquiatría,* ISBN 978-84-611-7548-2, en Sitio de Internet *Psiquiatría.com,* en: https://psiquiatria.com/bibliopsiquis/volumen.php?wurl=glosario-de-terminos

Gullón Tosio, Pedro, *La covid-19 sí entiende de clases sociales.* En Sitio de Internet The Conversation, Academic rigour, journalistic flair en https://theconversation.com/la-covid-19-si-entiende-de-clases-sociales-163443

Hoy Tamaulipas, *Todos nos vamos a enfermar de Covid-19: Gloria Molina.* En sitio de Internet Hoy Tamaulipas en: https://www.hoytamaulipas.net/notas/423619/-Tamaulipas-Todos-nos-vamos-a-enfermar-de-Covid-19-Gloria-Molina.html

Instituto Mexicano del Seguro Social, *Sana Distancia y medidas generales de higiene, principales recomendaciones ante el retorno a la Nueva Normalidad, No. 382/2020,* en Sitio de Internet "Acercando el IMSS al Ciudadano" en: https://www.imss.gob.mx/prensa/archivo/202006/382

Naciones Unidas, Noticias ONU Mirada global Historias humanas, *"Es extremadamente improbable" que el COVID-19 saliera de un laboratorio, aseguran los científicos,* en Sitio de Internet Naciones Unidas, Noticias ONU Mirada global Historias humanas en: https://news.un.org/es/story/2021/03/1490272

Organización Mundial de la Salud, *Enfermedad por el coronavirus de 2019 (COVID-19) y gripe,* en Sitio de Internet Organización Mundial de la Salud en: https://www.who.int/es/news-room/questions-and-answers/item/coronavirus-disease-covid-19-similarities-and-differences-with-influenza

Univisión, *Descubren síntomas atípicos de coronavirus debido a enfermedades secundarias,* En Sitio de Internet Univisión en: https://www.univision.com/noticias/salud/influenza-y-otros-virus-estan-de-vuelta-y-comportandose-de-forma-atipica

Sitios de internet

- MUSEO MEMORIA Y TOLERANCIA
  https://www.myt.org.mx/sala-memoria
- MUSEO NACIONAL DE UCRANIA
  http://chornobylmuseum.kiev.ua/en/about-us/
- REAL ACADEMIA ESPAÑOLA
  https://dle.rae.es

Legislación

- CONSTITUCIÓN POLÍTICA DE LOS ESTADOS UNIDOS MEXICANOS, Cámara de Diputados, en https://www.diputados.gob.mx/LeyesBiblio/pdf/CPEUM.pdf
- ORGANIZACIÓN MUNDIAL DE LA SALUD, *Constitución de la Organización Mundial de la Salud*, en Sitio de Internet Organización Mundial de la Salud en: https://apps.who.int/gb/bd/PDF/bd48/basic-documents-48th-edition-sp.pdf?ua=1#page=7

Buena administración y corrupción en tiempos de pandemia

EDWIN CUITLÁHUAC RAMÍREZ DÍAZ

Sumario: I. Introducción. II. Conceptos de buena administración y corrupción. III. Instrumentos y precedentes judiciales internacionales. IV. Contenido de la buena administración. V. Buena administración, corrupción y pandemia en México. VI. Conclusiones. VII. Fuentes.

I. INTRODUCCIÓN

El presente artículo se enmarca en el contexto de la pandemia ocasionada por el COVID-19 a nivel global y en particular en México; a fin de reflexionar sobre la repercusión que puede provocar la falta de buena administración y, por ende, un clima de corrupción en medio de una contingencia sanitaria de tal envergadura. Para efecto el presente artículo se propone, en una primera parte, exponer los conceptos de buena administración y corrupción; en la segunda parte, abordar los instrumentos y precedentes judiciales internacionales, tanto en materia de buena administración como relacionados con la corrupción; en la tercera parte se profundiza acerca del contenido que debe revestir una buena administración; en la cuarta parte se explora el vínculo existente entre la buena administración, la corrupción y la pandemia, finalmente, se apuntarán algunas conclusiones sobre la importancia preventiva de la buena administración en el combate a la corrupción, resaltando el manejo de una contingencia sanitaria.

II. CONCEPTOS DE BUENA ADMINISTRACIÓN Y CORRUPCIÓN

Para entender la importancia de la buena administración en el combate a la corrupción, resulta necesario diferenciar ambos conceptos para posteriormente relacionarlos.

En cuanto a la buena administración, podemos entenderla a partir de su inserción en el artículo 41 de la Carta de Derechos Fundamentales de la Unión Europea:

1. Toda persona tiene derecho a que las instituciones, órganos y organismos de la Unión traten sus asuntos imparcial y equitativamente y dentro de un plazo razonable.
2. Este derecho incluye en particular:
   a) el derecho de toda persona a ser oída antes de que se tome en contra suya una medida individual que la afecte desfavorablemente;
   b) el derecho de toda persona a acceder al expediente que la concierna, dentro del respeto de los intereses legítimos de la confidencialidad y del secreto profesional y comercial;
   c) la obligación que incumbe a la Administración de motivar sus decisiones.
3. Toda persona tiene derecho a la reparación por la Unión de los daños causados por sus instituciones o sus agentes en el ejercicio de sus funciones, de conformidad con los principios generales comunes a los Derechos de los Estados miembros.
4. Toda persona podrá dirigirse a las instituciones de la Unión en una de las lenguas de la Constitución y deberá recibir una contestación en esa misma lengua.[1]

En opinión de Rodríguez Arana, este concepto impacta al Derecho Administrativo mediante la centralidad en la dignidad del ser

---

[1] *Cfr.* Artículo 1 de la Carta de Derechos Fundamentales de la Unión Europea, [en línea], <https://www.europarl.europa.eu/charter/pdf/text_es.pdf>, [consulta: 24 de abril, 2021].

humano, funge como principio jurídico y derecho fundamental de la persona[2] para exigir determinados patrones o estándares en el funcionamiento de la Administración;[3] ya que actualmente es frecuente que las nuevas Constituciones en diferentes partes del globo incorporen este derecho.[4]

Para este autor, las características de la buena administración pública son: "...la centralidad de la persona, apertura a la realidad, metodología del entendimiento, fomento de la participación, modernización tecnológica al servicio del ciudadano, vinculación ética y sensibilidad social..."[5]

Ahora bien, pese a que algunos autores no consideren a la buena administración como un derecho humano,[6] nuestra postura se centra en que la buena administración configura un derecho humano[7] de todas las personas y presenta una estrecha conexión con la corrupción. Dicha afirmación de que la buena administración reviste la naturaleza de un derecho humano deriva de su reconocimiento por la Constitución Política de la Ciudad de México; erigiéndose como la primera constitución de una entidad federativa en México que preceptúa tal paradigma.[8]

---

2 Rodríguez Arana, Jaime, "La buena Administración como principio y como derecho fundamental en Europa", en *Revista Misión Jurídica*, núm. 6, Bogotá, 2013 [en línea], <https://www.revistamisionjuridica.com/wp-content/uploads/2020/09/art1-2.pdf>, [consulta: 24. de abril, 2021], p. 23.

3 *Ibidem*, p. 24.

4 *Ibidem*, p. 25.

5 *Ibidem*, p. 28.

6 Pegoraro, Lucio, "¿Existe un derecho a la buena administración?", en Ávila Rodríguez, Carmen María, y Gutiérrez Rodríguez, Francisco, coords., *Derecho a una buena administración y la ética pública*, España, Tirant Lo Blanch, 2011, pp. 17-42.

7 Para entender la diferencia entre derecho fundamental y derecho humano véase: Cruz Parcero, Juan Antonio, *Hacia una Teoría Constitucional de los Derechos Humanos*, México, Instituto de Estudios Constitucionales del Estado de Querétaro, 2017, p.141.

8 *Véase* Constitución Política de la Ciudad de México, [en línea], <https://infocdmx.org.mx/>, [consulta: 8 de abril, 2022], en lo particular el artículo 7.

Ahora bien, en cuanto a la corrupción, resulta compleja una definición debido a la multicausalidad del fenómeno y las diversas expresiones o niveles en que puede manifestarse. Al respecto, Varraich indica que la corrupción entraña un concepto general que, dependiendo del espacio geográfico donde se presente, pueda adoptar variantes específicas tales como: clientelismo, dadivas, particularismo, patrimonialismo o captura del estado.[9]

Diversos autores se han pronunciado sobre su concepción. Mény apunta que la corrupción puede ser definida como "un intercambio clandestino entre dos mercados: por una parte, el mercado político o administrativo y, por la otra, el mercado económico y social. Este intercambio es oculto porque viola las normas públicas, legales y éticas, y también porque sacrifica el interés general en aras de intereses privados".[10] Por su parte, Bacio entiende a la corrupción como "el abuso ilegal del poder confiado para beneficio privado".[11] Arellano y Zamudio la identifican como "el abuso de la posición organizacional para obtener beneficios de manera ilegítima".[12]

De las anteriores propuestas, destaca que los actos considerados corruptos entrañan una desviación de la legalidad; en ese sentido puede ayudar a su identificación su respectiva tipificación en el marco jurídico nacional o internacional, pero a su vez, debe tomarse en cuenta que en ocasiones el derecho no puede dar cuenta de todo su espectro, por lo que pueden aparecer otro tipo de conductas que

---

9 VARRAICH, Aiysha, *Corruption: An Umbrella Concept*, QoG Working Paper Series, University of Gothenburg, 2014.

10 MÉNY, Yves, "Política, corrupción y democracia", en Miguel Carbonell y Rodolfo Vázquez, coords., *Poder, Derecho y Corrupción*, México, Instituto Federal Electoral-Instituto Tecnológico Autónomo de México-Siglo Veintiuno Editores, 2003, pp. 125.

11 BACIO TERRACINO, Julio, *Corruption as a Violation of Human Rights*, Naciones Unidas/ International Council on Human Rights Policy, 2008 [en línea], <https://ssrn.com/abstract=1107918>, [consulta 24 de abril, 2021], p. 6.

12 ARELLANO, David y ZAMUDIO, Laura, "Dilemas organizacionales e institucionales de las regulaciones para contener los conflictos de interés en una democracia: una aproximación comparativa entre Canadá, Estados Unidos y México" en Irma Eréndira Sandoval, coord., *Corrupción y transparencia. Debatiendo las fronteras entre Estado, mercado y sociedad*, México, UNAM, Instituto de Investigaciones Sociales-Siglo XXI, 2009, p. 414.

revistan corrupción, pero que no han sido contempladas por el marco legal vigente, por ejemplo, la puerta giratoria; el clientelismo; el nepotismo; el financiamiento electoral; los conflictos de intereses o negociaciones incompatibles.[13] Otro problema deriva en que en ocasiones resulta una línea muy delgada la distinción entre una práctica burocrática flexible y una práctica corrupta.[14]

Un concepto que nos proporciona un encuadre general es el manifestado por el Banco Mundial; retomado por Transparencia Internacional, que identifica a la corrupción como "el abuso del poder encomendado para el beneficio propio".[15] Desde nuestra perspectiva, nos parece adecuado este concepto ya que sitúa los elementos de un acto corrupto con independencia de si se encuentra tipificada o no la conducta por el orden legal, por tanto la corrupción presupone un abuso del poder que se tiene y, por otra parte, la búsqueda de algún beneficio. De hecho, este es el concepto adoptado por la Secretaría de la Función Pública del Gobierno de México.[16]

Al ser un fenómeno sumamente amplio, resulta de utilidad distinguir entre niveles de corrupción. El Banco Mundial divide entre corrupción con captura estatal y corrupción administrativa. La primera supone acciones de individuos, grupos o empresas tanto en el ámbito público como privado que tratan de influir en el contenido de las leyes, regulaciones y otras políticas públicas en beneficio propio, a través de la provisión de réditos privados ilícitos y no transparentes a los servidores públicos. La segunda, supone la distorsión en la aplicación de las leyes previamente existentes para otorgar ventajas a los

---

13 *Ibidem*, p. 414-437.

14 Hatti, Neelembar *et al.*, "The corruption Baazar: a conceptual discussion", en *Sociological Bulletin*, volume 59, núm. 2, India, mayo-agosto, 2010, [en línea], <https://www.researchgate.net/publication/215875272_The_Corruption_Bazaar_A_Conceptual_Discussion >, [consulta 24 de abril, 2021], pp. 216-234.

15 Transparencia Internacional [en línea], <https://transparency.org/glossary>, [consulta 24 de abril, 2021].

16 Secretaría de la Función Pública [en línea], <https://gob.mx/sfp/documentos/definicion-de-corrupcion>, [consulta 24 de abril, 2021].

actores públicos o privados, a través de la provisión de réditos privados ilícitos o no transparentes a los servidores públicos.[17]

De esa primera diferencia entre advertir si se enfrenta un escenario de cooptación estatal en la cual el Estado pierde su autonomía en la toma de decisiones o en el contenido de las políticas y leyes, o bien, una corrupción administrativa en la que no pierde tal autonomía, pero realiza sus procesos a través de actos corruptos; se pasa a un segundo nivel de diferenciación, en la cual se observa si ésta es ejecutada por mandos medios, altos y bajos.[18]

Bajo este último enfoque, el Programa de Naciones Unidas para el Desarrollo (PNUD), divide en pequeña y gran corrupción. La pequeña corrupción, o basada en necesidades, será aquella donde los servidores públicos de mandos bajos, normalmente con malos salarios, solicitan sobornos para recibir bienes o servicios públicos. Mientras que la gran corrupción, o sustentada en la avaricia, es la que realizan los altos servidores públicos que otorgan contratos y licitaciones.[19]

Por su parte, Transparencia Internacional clasifica a la corrupción en grande, insignificante y política, dependiendo de la cantidad de dinero y del sector en la cual se produce. La gran corrupción consiste en actos cometidos en un alto nivel de gobierno que distorsionan las políticas o el funcionamiento central del estado, permitiendo a los líderes beneficiarse a expensas del bien público. La corrupción menor se refiere al abuso cotidiano del poder encomendado por parte de funcionarios públicos de nivel bajo y medio en sus interacciones

---

17 Banco Mundial [en línea]. <http://info.worldbank.org/governance/wgi/index.aspx#doc-methodology>, [consulta: 24 de abril, 2021].

18 VÁZQUEZ VALENCIA, Luis Daniel *et.al.*, *Los derechos humanos y la corrupción en México. Análisis de las tendencias en las entidades federativas entre el 2000 y el 2014,* México, Comisión Nacional de los Derechos Humanos, [en línea], < https://www.cndh.org.mx/sites/all/doc/Informes/Especiales/DH-Corrupcion-Mexico.pdf>, [consulta: 24 de abril, 2021], p. 16.

19 Programa de Naciones Unidas para el Desarrollo, *The impact of corruption on the human rights based approach to development,* Naciones Unidas, 2004 [en línea], < http://www.albacharia.ma/xmlui/bitstream/handle/123456789/30538/0284The_Impact_of_Corruption_on_the_Human_Rights_Based_Approach_to_Development(2005)r.pdf?sequence=1>, [consulta: 24 de abril, 2021].

con ciudadanos comunes, que a menudo intentan acceder a bienes o servicios básicos en lugares como hospitales, escuelas, departamentos de policía y otras agencias. Y la corrupción política es una manipulación de políticas, instituciones y reglas de procedimiento en la asignación de recursos y financiamiento por parte de los tomadores de decisiones políticas, quienes abusan de su posición para mantener su poder, estatus y la riqueza.[20] Como se había indicado en el caso de la definición de corrupción, la Secretaría de la Función Pública del Gobierno de México, también retoma dicha clasificación.[21]

La Organización para la Cooperación y el Desarrollo Económico (OCDE), distingue entre corrupción política y burocrática. La corrupción política se refiere a actos en los que los servidores públicos de más alta jerarquía están más preocupados por su beneficio personal y su poder que por el desarrollo de la sociedad sobre la que gobiernan. La corrupción burocrática es aquella que se da en los niveles administrativos —centrales o locales— y en donde la autoridad tiene la posibilidad de extraer rentas a través de la extorsión o manipulación de la ley.[22]

De lo revisado con anterioridad, se advierten la multiplicidad de actores que pueden verse involucrados en un acto de corrupción, como describe María Amparo Casar, la corrupción no es un fenómeno que se restrinja al sector público. Los ciudadanos están igualmente obligados por la ley a no cometer actos de corrupción, aunque siempre haya parecido más gravoso que aquellos que se dedican al servicio público se aprovechen de su cargo para beneficio propio. La mayoría de las veces, para que suceda un acto de corrupción, sea un soborno, una licitación o incluso la aprobación de una pieza de legislación que beneficie a un sector, se necesita de dos partes igualmente responsables para efectuar la transacción: el político o funcionario

---

20 Transparencia Internacional [en línea], *op. cit.*

21 Secretaría de la Función Pública [en línea], *op. cit.*

22 Organización para la Cooperación y el Desarrollo Económico, *Consequences of Corruption at the Sector Level and Implications for Economic Growth and Development,* OCDE, 2015, [en línea], < https://www.oecd.org/publications/consequences-of-corruption-at-the-sector-level-and-implications-for-economic-growth-and-development-9789264230781-en.htm>, [consulta: 24 de abril, 2021].

público que detenta el poder público y lo utiliza para beneficio privado y quien paga en efectivo o en especie por ser beneficiado. Los actos de corrupción se dan entre actores públicos y privados y también entre actores privados sin la intervención de funcionario alguno.[23]

Bajo otra óptica, podemos acercarnos al fenómeno de la corrupción por su extensión y el lugar donde se cometen los actos corruptos. La corrupción puede ser una práctica esporádica o aislada o un fenómeno endémico. La corrupción endémica hace referencia a una lógica estructural, caracterizada como una práctica que define el funcionamiento de ciertas instituciones y que opera, a través de redes de poder, cuya principal función es proteger y mantener en la impunidad la corrupción funcional a su grupo.[24] A su vez, la corrupción endémica o estructural puede ser focalizada (en la policía, la judicatura o el servicio de aduanas) o generalizada (en el grueso de la lógica gubernamental).[25]

En cuanto a las causas que originan la corrupción, como lo ha descrito María Amparo Casar, son múltiples al ser un fenómeno multifactorial, del cual la literatura ha explorado causales de tipo histórico, religioso, etnolingüística y de dotación de recursos naturales. También se ha tratado de correlacionar con el nivel de desarrollo económico, la apertura comercial, el grado de intervención del Estado en la economía o el tipo de sistema legal adoptado. En general, subsisten las interrogantes sobre si, por ejemplo, menor corrupción

23 Amparo Casar, María, *México: Anatomía de la Corrupción,* 2a. ed., México, Instituto Mexicano para la Competitividad, 2015, [en línea],< https://imco.org.mx/wp-content/uploads/2015/05/2015_Libro_completo_Anatomia_corrupcion.pdf>, [consulta: 24 de abril, 2021], p.18.

24 Nash, Claudio, *Corrupción y derechos humanos: una mirada desde la jurisprudencia de la Corte Interamericana de Derechos Humanos,* Chile, Centro de Derechos Humanos de la Universidad de Chile, 2014, [en línea], <http://repositorio.uchile.cl/bitstream/handle/2250/142495/Corrupcion-y-derechos-humanos.pdf?sequence=1&isAllowed=y>, [consulta: 24 de abril, 2021], p. 70.

25 Zalaquett Daher, José Fernando y Palacios Zuloaga, Patricia, *Transparencia, rendición de cuentas y lucha contra la corrución en América,* Chile, Universidad de Chile, 2005, [en línea], < https://libros.uchile.cl/393>, [consulta: 24 de abril, 2021], p. 19.

conduce a mayores grados de desarrollo o, por el contrario, los mayores grados de desarrollo producen menor corrupción.[26]

Al respecto, Klitgaard propuso una fórmula de la corrupción: C= M + D – T, es decir, la corrupción tiene lugar ante el monopolio de la decisión publica más un ámbito de discrecionalidad de la decisión publica y carencia de transparencia,[27] aunque recientemente ha sido criticada su postura ya que la transparencia no garantiza *per se* un ambiente libre de corrupción y se ha propuesto la fórmula C= M + D – R, representando el último elemento, la ausencia de responsabilidad por la decisión publica adoptada.[28] Nuestra propia fórmula radica en que si se cuenta con una buena administración se puede prevenir o reducir la corrupción, lo cual se representaría de la siguiente forma: +BAP = –C.

III. INSTRUMENTOS Y PRECEDENTES JUDICIALES INTERNACIONALES

Como explicamos en la primera parte, la buena administración se incluye desde la Carta de los Derechos Fundamentales de la Unión Europea o Carta de Niza,[29] la cual fue reafirmada mediante la firma del Tratado de Lisboa.[30] Tal precedente europeo tuvo influencia en el contexto iberoamericano, al adoptarse la Carta Iberoamericana de los Derechos y Deberes del Ciudadano en relación con la Administración Pública,[31] como documento de *soft law* adoptada por la

---

26 Amparo Casar, María, *México: Anatomía de la Corrupción, op. cit.*, p. 18.

27 *Cfr.* Klitgaard, Robert, *Controlling Corruption*, Estados Unidos de América, University of California Press, 1988.

28 Centro de Investigación y Docencia Económicas, "Curso Sistema Nacional Anticorrupción", curso disponible [en línea], <https://mooc.rendiciondecuentas.org.mx>, [consulta: 24 de abril, 2021].

29 *Véase* Carta de los Derechos Fundamentales de la Unión Europea, *op.cit.*

30 *Véase* Tratado de Lisboa [en línea], < https://www.europarl.europa.eu/about-parliament/es/in-the-past/the-parliament-and-the-treaties/treaty-of-lisbon>, [consulta: 24 de abril, 2021].

31 *Véase* Carta Iberoamericana de los Derechos y Deberes del Ciudadano en relación con la Administración Pública [en línea], < https://clad.org/wp-

Cumbre Iberoamericana de Jefes de Estado y de Gobierno celebrada en la ciudad de Panamá en 2013, cuyo capítulo primero señala que la finalidad del documento radica en el reconocimiento del derecho fundamental de la persona a la buena administración pública.

En cuanto a la descripción de la corrupción en el plano internacional, se cuentan con diversos instrumentos internacionales declarativos y vinculantes tanto en el sistema universal como en el regional o interamericano y por la OCDE:

SISTEMA UNIVERSAL:

* Declaración de las Naciones Unidas sobre la corrupción y el soborno en las transacciones comerciales internacionales.[32] Este instrumento es de carácter declarativo.
* Convención de las Naciones Unidas contra la corrupción.[33] Este instrumento reviste carácter obligatorio para México y señala el 9 de diciembre como Día Internacional contra la Corrupción.

  Agenda 2030. Objetivos de Desarrollo Sostenible.[34] Este instrumento declarativo, dentro del objetivo 16, se convoca a lograr sociedades pacíficas e inclusivas para el desarrollo sostenible, fijando como meta reducir la corrupción y el soborno en todas sus formas.

---

content/uploads/2020/07/Carta-Iberoamericana-de-los-Derechos-y-Deberes-del-Ciudadano-en-Relacion-con-la-Administracion-Publica-10-2013.pdf>, [consulta: 24 de abril, 2021].

32 *Véase* Declaración de las Naciones Unidas sobre la corrupción y el soborno en las transacciones comerciales internacionales, [en línea], <http://www.un.org/es/comun/docs/?symbol=A/RES/51/191>, [consulta: 24 de abril, 2021].

33 *Véase* Convención de las Naciones Unidas contra la corrupción, [en línea], <https://undocs.org/es/A/RES/58/4>, [consulta: 24 de abril, 2021].

34 *Véase* Agenda para el Desarrollo Sostenible 2030, Objetivos de Desarrollo Sostenible, [en línea], < https://www.un.org/sustainabledevelopment/es/development-agenda/>, [consulta: 24 de abril, 2021].

Sistema Regional o Interamericano:

* Convención Interamericana contra la corrupción.[35] Este instrumento reviste carácter obligatorio para México.

OCDE:

* Convención para combatir el cohecho de servidores públicos extranjeros en transacciones comerciales internacionales.[36] Este instrumento reviste carácter obligatorio para México.

En cuanto a precedentes judiciales internacionales, en un trabajo reciente, la Corte Interamericana de Derechos Humanos, como tribunal regional cuyas resoluciones son vinculantes para el Estado Mexicano, emitió un Cuadernillo de Jurisprudencia No. 23 sobre corrupción y derechos humanos,[37] en el cual recopila sentencias sobre el tema mediante aspectos generales, su relación con la afectación de otros derechos como integridad personal,[38] procesos de adopción,[39] trata de personas,[40] consulta de pueblos indígenas y

---

35 *Véase* Convención Interamericana contra la corrupción, [en línea], < http://www.oas.org/es/sla/ddi/tratados_multilaterales_interamericanos_B-58_contra_Corrupcion.asp>, [consulta: 24 de abril, 2021].

36 *Véase* Convención para combatir el cohecho de servidores públicos extranjeros en transacciones comerciales internacionales, [en línea], <http://www.oecd.org/daf/antibribery/ConvCombatBribery_Spanish.pdf>, [consulta: 24 de abril, 2021].

37 Corte Interamericana de Derechos Humanos, *Cuadernillo de jurisprudencia de la Corte Interamericana de Derechos Humanos No. 23: Corrupción y derechos humanos,* Costa Rica, CoIDH, 2019, [en línea], < https://www.corteidh.or.cr/sitios/libros/todos/docs/cuadernillo23.pdf>, [consulta: 24 de abril, 2021].

38 Corte IDH. Caso "Instituto de Reeducación del Menor" Vs. Paraguay. Excepciones Preliminares, Fondo, Reparaciones y Costas. Sentencia de 2 de septiembre de 2004. Serie C No. 112, Corte IDH. Caso Tibi Vs. Ecuador. Excepciones Preliminares, Fondo, Reparaciones y Costas. Sentencia de 7 de septiembre de 2004. Serie C No. 114.

39 Corte IDH. Caso Fornerón e hija Vs. Argentina. Fondo, Reparaciones y Costas. Sentencia de 27 de abril de 2012. Serie C No. 242, Corte IDH. Caso Ramírez Escobar y otros Vs. Guatemala. Fondo, Reparaciones y Costas. Sentencia de 9 de marzo de 2018. Serie C No. 351.

40 Corte IDH. Caso Ramírez Escobar y otros Vs Guatemala. Fondo, Reparaciones y Costas. Sentencia de 9 de marzo de 2018, No. 351.

tribales,[41] libertad de expresión[42] y acceso a la información,[43] además de casos relacionados con la protección de personas en situación de riesgo, por su trabajo en la lucha contra la corrupción[44] y los requisitos de debido proceso que dotan de legitimidad en su lucha.[45]

---

41 Corte IDH. Caso Pueblo Indígena Kichwa de Sarayaku Vs. Ecuador. Fondo y Reparaciones. Sentencia de 27 de junio de 2012. Serie C No. 245.

42 Corte IDH. La colegiación obligatoria de periodistas (Arts. 13 y 29 Convención Americana sobre Derechos Humanos). Opinión Consultiva OC5/85 de 13 de noviembre de 1985. Serie A No. 545, Corte IDH. Caso "La Última Tentación de Cristo" (Olmedo Bustos y otros) Vs. Chile. Fondo, Reparaciones y Costas. Sentencia de 5 de febrero de 2001. Serie C No. 73, Corte IDH. Caso Ivcher Bronstein Vs. Perú. Fondo, Reparaciones y Costas. Sentencia de 6 de febrero de 2001. Serie C No. 74, Corte IDH. Caso Herrera Ulloa Vs. Costa Rica. Excepciones Preliminares, Fondo, Reparaciones y Costas. Sentencia de 2 de julio de 2004. Serie C No. 107, Corte IDH. Caso Mémoli Vs. Argentina. Excepciones Preliminares, Fondo, Reparaciones y Costas. Sentencia de 22 de agosto de 2013. Serie C No. 265, Corte IDH. Caso San Miguel Sosa y otras Vs. Venezuela. Fondo, Reparaciones y Costas. Sentencia de 8 de febrero de 2018. Serie C No. 348, Corte IDH. Caso Carvajal Carvajal y otros Vs. Colombia. Fondo, Reparaciones y Costas. Sentencia de 13 de marzo de 2018. Serie C No. 352.

43 Corte IDH. Caso Claude Reyes y otros Vs. Chile. Fondo, Reparaciones y Costas. Sentencia de 19 de septiembre de 2006. Serie C No. 151, Corte IDH. Caso Gomes Lund y otros ("Guerrilha do Araguaia") Vs. Brasil. Excepciones Preliminares, Fondo, Reparaciones y Costas. Sentencia de 24 de noviembre de 2010. Serie C No. 219, Corte IDH. Caso Pueblos Kaliña y Lokono Vs. Surinam. Fondo, Reparaciones y Costas. Sentencia de 25 de noviembre de 2015. Serie C No. 309.

44 Corte IDH. Caso Fleury y otros Vs. Haití. Fondo y Reparaciones. Sentencia de 23 de noviembre de 2011. Serie C No. 236, Corte IDH. Caso Gutiérrez y familia Vs. Argentina. Fondo, Reparaciones y Costas. Sentencia de 25 de noviembre de 2013. Serie C No. 271, Corte IDH. Caso Defensor de Derechos Humanos y otros Vs. Guatemala. Excepciones Preliminares, Fondo, Reparaciones y Costas. Sentencia de 28 de agosto de 2014. Serie C No. 283, Corte IDH. Caso Acosta y otros Vs. Nicaragua. Excepciones Preliminares, Fondo, Reparaciones y Costas. Sentencia de 25 de marzo de 2017. Serie C No. 334, Corte IDH. Caso Carvajal Carvajal y otros Vs. Colombia. Fondo, Reparaciones y Costas. Sentencia de 13 de marzo de 2018. Serie C No. 352.

45 Corte IDH. Caso López Mendoza Vs. Venezuela. Fondo, Reparaciones y Costas. Sentencia de 1 de septiembre de 2011. Serie C No. 233, Corte IDH. Caso Andrade Salmón Vs. Bolivia. Fondo, Reparaciones y Costas. Sentencia de 1 de diciembre de 2016. Serie C No. 330, Corte IDH. Caso Zegarra

Respecto a los pronunciamientos generales destacamos los siguientes aspectos:[46]

- La sana lucha contra la corrupción y la deseable persecución de los delitos contra la administración pública, no es admisible que se perviertan desviándose en un recurso lesivo a la democracia, mediante el sometimiento a una indefinida situación procesal incierta a personas políticamente activas, con el resultado de excluirlas de la lucha política democrática. El propio objetivo de combatir la corrupción, ante situaciones susceptibles de convertir el celo por la transparencia en el manejo de la cosa pública en un instrumento antidemocrático, exige que se extreme el cuidado e inclusive se abrevie el término que usualmente se considera tiempo razonable del proceso, en defensa de la salud democrática de todo Estado de Derecho.[47]
- Las consecuencias negativas de la corrupción y los obstáculos que representa para el goce y disfrute efectivo de los derechos humanos, así como el hecho de que la corrupción de autoridades estatales o prestadores privados de servicios públicos afecta de una manera particular a grupos vulnerables. Además, la corrupción no solo afecta los derechos de los particulares individualmente afectados, sino que repercute negativamente en toda la sociedad, en la medida en que "se resquebraja la confianza de la población en el gobierno y, con el tiempo, en el orden democrático y el estado de derecho".[48]

Marín Vs. Perú. Excepciones Preliminares, Fondo, Reparaciones y Costas. Sentencia de 15 de febrero de 2017. Serie C No. 331, Corte IDH. Caso Acosta y otros Vs. Nicaragua. Excepciones Preliminares, Fondo, Reparaciones y Costas. Sentencia de 25 de marzo de 2017. Serie C No. 334, Corte IDH. Caso V.R.P., V.P.C. y otros Vs. Nicaragua. Excepciones Preliminares, Fondo, Reparaciones y Costas. Sentencia de 8 de marzo de 2018. Serie C No. 350 y Corte IDH. Caso Villaseñor Velarde y otros Vs. Guatemala. Fondo, Reparaciones y Costas. Sentencia de 5 de febrero de 2019. Serie C No. 374.

46 *Ibidem*, p. 241.

47 Corte IDH. Caso Andrade Salmón Vs. Bolivia. Fondo, Reparaciones y Costas. Sentencia de 1 de diciembre de 2016. Serie C No. 330, párrafo 178.

48 Corte IDH. Caso Ramírez Escobar y otros Vs. Guatemala. Fondo, Reparaciones y Costas. Sentencia de 9 de marzo de 2018. Serie C No. 351, párrafo 241.

- Los Estados deben adoptar las medidas para prevenir, sancionar y erradicar eficaz y eficientemente la corrupción.

Por su parte, la Comisión Interamericana de Derechos Humanos se pronunció en la resolución 1/2017 sobre los derechos humanos y la lucha contra la impunidad en la corrupción[49] y posteriormente en 2019 emitió un informe sobre corrupción y Derechos Humanos,[50] en el cual aborda los factores que la facilitan en la región; enuncia principios de lucha contra la corrupción; enfatiza sus afectaciones a la democracia, al estado de derecho y a los derechos humanos de tipo económico, social, cultural, ambiental, así como a la libertad de expresión y de prensa y acceso a la información.

Por otra parte, detalla las obligaciones de los Estados en específico, a saber: respeto, adopción de medidas para prevenir vulneración de derechos vinculados a hechos de corrupción; investigar hechos de corrupción; garantizar el ejercicio de derechos en condiciones de igualdad y no discriminación y el deber de reparar a las víctimas de corrupción. En la última parte destaca el papel de la administración pública y el aparato electoral y visibiliza grupos de especial protección como defensores de derechos humanos; operadores de justicia y ambientalistas; periodistas y personas que trabajan en medios de comunicación; denunciantes y testigos de actos de corrupción; personas privadas de libertad; indígenas y tribales; personas en situación de movilidad humana; niñez y adolescencia; mujeres; personas LGBTI; afrodescendientes; discapacidad y personas mayores.

Cabe mencionar que, en el marco de la Convención Interamericana contra la Corrupción, la Organización de los Estados Americanos

---

49 Comisión Interamericana de Derechos Humanos, *Resolución 1/2017*, 2017, CIDH, [en línea], <http://www.oas.org/es/cidh/decisiones/pdf/resolucion-1-17-es.pdf>, [consulta: 24 de abril, 2021].

50 Comisión Interamericana de Derechos Humanos, *Informe Corrupción y Derechos Humanos: estándares interamericanos*, 2019, CIDH, [en línea], <http://www.oas.org/es/cidh/informes/pdfs/CorrupcionDDHHES.pdf>, [consulta: 24 de abril, 2021].

generó en 2010 un Mecanismo de Seguimiento[51] a la misma, siendo un foro para el intercambio de información y cooperación entre los Estados Parte en materia de buenas prácticas, incluyendo a México. El mecanismo ha logrado recopilar estándares y ofrecer modelos de declaración patrimonial y de interés de protección a denunciantes, así como proporcionar guías legislativas en materia de conflicto de intereses; recursos públicos; obligación de denunciar; declaración de activos; órganos de control; acceso a la información; mecanismos de consulta; participación en la gestión pública; seguimiento de la gestión pública; asistencia y cooperación; contratación de funcionarios públicos y protección a quienes denuncien actos de corrupción.

IV. CONTENIDO DE LA BUENA ADMINISTRACIÓN

La Carta Iberoamericana de los Derechos y Deberes del Ciudadano con relación con la Administración Pública,[52] desarrolla en su capítulo tercero, los derechos derivados del derecho a la buena administración pública:

- Derecho a la motivación de las actuaciones administrativas: todas las actuaciones de la Administración Pública deberán estar amparadas en razonamientos inteligibles para todo ciudadano acreditándose la objetividad que preside su entero y completo quehacer.
- Derecho a la tutela administrativa efectiva: durante la sustanciación del procedimiento administrativo la Administración estará sometida plenamente a la Ley y al Derecho y procurará evitar que el ciudadano interesado pueda encontrarse en situación de indefensión.

---

[51] Portal Anticorrupción de las Américas-MESICIC, [en línea], < http://www.oas.org/es/sla/dlc/mesicic/>, [consulta: 24 de abril, 2021].

[52] *Véase* Carta Iberoamericana de los Derechos y Deberes del Ciudadano en relación con la Administración Pública, *op. cit.*

- Derecho a una resolución administrativa amparada en el ordenamiento jurídico, equitativa y justa, de acuerdo con lo solicitado y dictada en los plazos y términos que el procedimiento señale. En este sentido, las Autoridades administrativas deberán resolver los expedientes que obren en su poder en los plazos establecidos, los cuales a su vez deberán permitir una defensa jurídica adecuada de los ciudadanos, dando a conocer el tiempo máximo de resolución previsto, en el marco de los medios materiales y las dotaciones de personas con los que cuente en cada caso la Administración Pública.

- Derecho a presentar por escrito o de palabra peticiones de acuerdo con lo que se establezca en las legislaciones administrativas de aplicación, en los registros físicos o informáticos. La forma de relación del ciudadano con la Administración Pública debe ser elegida por el propio ciudadano y facilitada por aquella. En caso de existir varias lenguas cooficiales en el país, se atenderá a lo dispuesto en el Ordenamiento Jurídico correspondiente. En todo caso la Administración Pública deberá asegurar la disposición de los medios más adecuados para personas con discapacidad.

- Derecho a no presentar documentos que ya obren en poder de la Administración Pública, absteniéndose de hacerlo cuando estén a disposición de otras Administraciones públicas del propio país. Los ciudadanos tienen derecho a no presentar documentos cuando éstos se encuentren a disposición de la Administración Pública. Las posibilidades de intercomunicación a través de las TICS de los registros de las distintas Administraciones Públicas deben hacer posible que entre ellas se intercambien todos los documentos que obrando en su poder sean necesarios para que los ciudadanos tramiten sus solicitudes. Cada Organismo o ente público deberá arbitrar los medios necesarios para, en tiempo y forma, atender a este derecho sin descuidar las otras responsabilidades que resulten indelegables por la naturaleza de las funciones cumplidas.

- Derecho a ser oído siempre antes de que se adopten medidas que les puedan afectar desfavorablemente. Derecho de participación en las actuaciones administrativas en que tengan interés, especialmente a través de audiencias y de informaciones públicas. Los ciudadanos tendrán derecho a participar, a tenor de lo dispuesto en la Carta Iberoamericana de Participación Ciudadana en la Gestión Pública, en los procedimientos de elaboración de disposiciones de carácter general, de acuerdo con lo dispuesto en el ordenamiento jurídico correspondiente.

- Derecho a servicios públicos y de interés general de calidad. En observación en lo que dispone la Carta Iberoamericana de Calidad en la Gestión Pública, los servicios de responsabilidad pública deben ofrecer a los usuarios determinados patrones o estándares concretos de calidad, que se medirán periódicamente y se pondrán en conocimiento de los usuarios para que estos estén lo mejor informados posible y puedan efectuar los comentarios y sugerencias que estimen pertinentes.
- Derecho a conocer y a opinar sobre el funcionamiento y la calidad de los servicios públicos y de responsabilidad administrativa para lo cual la administración pública propiciará el uso de las TICS.
- Derecho a formular alegaciones en el marco del procedimiento administrativo. Con independencia de las audiencias e informaciones públicas que estén previstas en el ordenamiento jurídico correspondiente, los ciudadanos interesados podrán formular las alegaciones que estimen pertinentes, siempre que estén convenientemente argumentadas, de acuerdo con el procedimiento administrativo.
- Derecho a presentar quejas y reclamaciones ante la Administración Pública. Los ciudadanos también tendrán derecho a presentar recursos contra actos o resoluciones de la Administración Pública de acuerdo con los correspondientes ordenamientos jurídicos. Los ciudadanos podrán denunciar los actos con resultado dañoso que sufran en cualquiera de sus bienes y derechos producidos por los entes públicos en el ejercicio de sus funciones.
- Derecho a conocer las evaluaciones de gestión que hagan los entes públicos y a proponer medidas para su mejora perma-

nente de acuerdo con el ordenamiento jurídico correspondiente. Los ciudadanos podrán ser consultados periódicamente sobre su grado de satisfacción con los servicios que reciben de la Administración Pública, a través de encuestas, sondeos y demás instrumentos apropiados para ello.

- Derecho de acceso a la información pública y de interés general, así como a los expedientes administrativos que les afecten en el marco del respeto al derecho a la intimidad y a las declaraciones motivadas de reserva que habrán de concretar el interés general en cada supuesto en el marco de los correspondientes ordenamientos jurídicos. Se facilitará el ejercicio de este derecho mediante medios electrónicos a través de portales de transparencia y acceso a la información de interés general.
- Derecho a copia sellada de los documentos que presenten a la Administración Pública. Todo ciudadano, con el fin de iniciar un procedimiento administrativo o una determinada solicitud a la Administración Pública con todas las garantías, recibirá copia sellada de tal actuación ante las Administraciones Públicas. La copia sellada se le facilitará en medios físicos o electrónicos dependiendo del medio escogido para el inicio del procedimiento o realización de la solicitud.
- Derecho de ser informado y asesorado en asuntos de interés general. Los ciudadanos tienen derecho a que quienes laboran en las oficinas públicas de atención al ciudadano establecidas para tal fin les asesoren e informen cordialmente acerca de los trámites u otras cuestiones de interés general. En dichas oficinas debe haber organigramas de los entes públicos que pertenezcan al ámbito administrativo ya sea de forma material o virtual. Los ciudadanos tienen el derecho a que en las resoluciones desfavorables consten los medios de impugnación que el ordenamiento jurídico pone a su alcance, con expresa mención de los plazos y consecuencias jurídicas de la interposición de tales reclamaciones o recursos.
- Derecho a ser tratado con cortesía y cordialidad. Toda persona tiene derecho a un trato digno por quienes laboran en

las dependencias públicas. Todo ciudadano que se encuentre en situación de pobreza, indefensión, debilidad manifiesta, discapacidad, niños, niñas, adolescentes, mujeres gestantes o adultos mayores tendrán derecho a recibir un trato especial y preferente, por parte de las autoridades, agentes y demás personal al servicio de la Administración Pública, quienes deben facilitarles todo lo posible para el acceso a las oficinas públicas, la orientación adecuada y los servicios que soliciten.

- Derecho a conocer el responsable de la tramitación del procedimiento administrativo. Cuando se inicia un procedimiento administrativo, en la copia sellada que se entrega al ciudadano interesado se procurará hacer constar, por medios físicos o electrónicos según corresponda, de acuerdo con el Ordenamiento jurídico respectivo, la identidad del servidor público responsable de la tramitación de dicho expediente, a quien el ciudadano podrá dirigirse en los horarios establecidos al efecto.
- Derecho a conocer el estado de los procedimientos administrativos que les afecten. El funcionario responsable de la tramitación del procedimiento estará a disposición del ciudadano interesado para informarle en cada momento de la situación del expediente administrativo, sea oralmente, por escrito o a través de las TICS.
- Derecho a ser notificado por escrito en los plazos y términos establecidos en las disposiciones correspondientes y con las mayores garantías, de las resoluciones que les afecten.
- Derecho a participar en asociaciones o instituciones de usuarios de servicios públicos o de interés general.
- Derecho a exigir el cumplimiento de las responsabilidades de las personas al servicio de la Administración Pública y de los particulares que cumplan funciones administrativas de acuerdo con el ordenamiento jurídico respectivo. Los ciudadanos, además del derecho a exigir la justa indemnización en plazo razonable por la lesión que puedan sufrir en sus bienes o derechos a causa del funcionamiento de los servicios públicos o de interés general, en los casos en que así se determine de acuer-

> do con el ordenamiento jurídico correspondiente, podrán demandar, ante la Administración y/o ante los Jueces o Tribunales, las responsabilidades en que puedan haber incurrido los servidores públicos en el ejercicio de sus funciones.

Ahora bien, el contenido de la buena administración puede apreciarse, como ya se había indicado con antelación, en la Constitución Política de la Ciudad de México, la cual, de conformidad con Aceves, al inspirarse en varios rasgos del buen gobierno, se reconoció este derecho que abona a la gobernanza:

> Artículo 7. Ciudad democrática. A. Derecho a la buena administración pública
> 1. Toda persona tiene derecho a una buena administración pública, de carácter receptivo, eficaz y eficiente, así como a recibir los servicios públicos de conformidad con los principios de generalidad, uniformidad, regularidad, continuidad, calidad y uso de las tecnologías de la información y la comunicación.
> 2. Las autoridades administrativas deberán garantizar la audiencia previa de los gobernados frente a toda resolución que constituya un acto privativo de autoridad. En dichos supuestos, deberán resolver de manera imparcial y equitativa, dentro de un plazo razonable y de conformidad con las formalidades esenciales del procedimiento.
> 3. En los supuestos a que se refiere el numeral anterior, se garantizará el acceso al expediente correspondiente, con respeto a la confidencialidad, reserva y protección de datos personales.
> 4. La ley determinará los casos en los que deba emitirse una carta de derechos de los usuarios y obligaciones de los prestadores de servicios públicos. Las autoridades conformarán un sistema de índices de calidad de los servicios públicos basado en criterios técnicos y acorde a los principios señalados en el primer numeral de este apartado.[53]

Como puede apreciarse, el contenido de la buena administración se refleja con las características de ser receptiva, eficaz y eficiente; incluyendo prestación de servicios públicos bajo principios de generalidad, uniformidad, regularidad, continuidad, calidad y uso de tecno-

---

[53] Aceves Díaz de León, León, "El derecho a la buena Administración Pública en la Constitución Política de la Ciudad de México", en Jesús Armando López Velarde Campa, coord, *La gobernanza en la Ciudad de México. Visiones multidisciplinarias,* México, Instituto de Investigaciones Jurídicas, 2016, [en línea], < https://archivos.juridicas.unam.mx/www/bjv/libros/11/5131/5.pdf >, [consulta: 24 de abril, 2021], p. 17-22.

logías de información y comunicación; audiencia previa, resolución imparcial y equitativa dentro de plazo razonable y con formalidades especiales del procedimiento ante actos privativos de autoridad; así como carta de derechos de usuarios y obligaciones de prestadores de servicios públicos y conformación de indicadores de calidad de los mismos bajo criterios técnicos y principios señalados.

Ahora que conocemos el contenido del derecho a la buena administración, surge la pregunta ¿cómo garantizamos el derecho a una buena administración?, la respuesta la encontramos en el artículo 60 de la misma Constitución:

> Artículo 60. Garantía del debido ejercicio y la probidad en la función pública.
> Se garantiza el derecho a la buena administración a través de un gobierno abierto, integral, honesto, transparente, profesional, eficaz, eficiente, austero incluyente, y resiliente que procure el interés público y combata la corrupción. El gobierno abierto es un sistema que obliga a los entes públicos a informar a través de una plataforma de accesibilidad universal, de datos abiertos y apoyada en nuevas tecnologías que garanticen de forma completa y actualizada la transparencia, la rendición de cuentas y el acceso a la información. Asimismo, se deberán generar acciones y políticas públicas orientadas a la apertura gubernamental a fin de contribuir a la solución de los problemas públicos a través de instrumentos ciudadanos participativos, efectivos y transversales. La ley establecerá los mecanismos para su cumplimiento. Para garantizar el acceso a los derechos para las personas con discapacidad se deberán contemplar ajustes razonables, proporcionales y objetivos, a petición del ciudadano interesado. Los principios de austeridad, moderación, honradez, eficiencia, eficacia, economía, transparencia, racionalidad y rendición de cuentas, son de observancia obligatoria en el ejercicio y asignación de los recursos de la Ciudad que realicen las personas servidoras públicas. En todo caso se observarán los principios rectores y de la hacienda pública establecidos en esta Constitución. Su aplicación será compatible con el objetivo de dar cumplimiento a los derechos reconocidos en esta Constitución y las leyes. La austeridad no podrá ser invocada para justificar la restricción, disminución o supresión de programas sociales. Toda persona servidora pública, de conformidad con lo establecido en el artículo 64 del presente Título, garantizará en el ejercicio de sus funciones, el cumplimiento y observancia de los principios generales que rigen la función pública de acuerdo con lo establecido en esta Constitución y en toda legislación aplicable. El ejercicio pleno de los derechos consignados en el presente Título será garantizado a través de las vías judiciales y administrativas para su exigibilidad y justiciabilidad establecidas en esta Constitución.

> 2. La Ciudad de México contará con un sistema para definir, organizar y gestionar la profesionalización y evaluación del servicio profesional de carrera de los entes públicos, así como para establecer esquemas de colaboración y los indicadores que permitan rendir cuentas del cumplimiento de sus objetivos y de los resultados obtenidos. Este servicio aplicará a partir de los niveles intermedios de la estructura administrativa. Los entes públicos, en el ámbito de sus competencias, establecerán políticas de profesionalización y un servicio de carrera fundado en el mérito, la igualdad de oportunidades y la paridad de género. Serán transparentes y estarán orientados a que las personas servidoras públicas observen en su actuar los principios rectores de los derechos humanos y los principios generales que rigen la función pública. A efecto de garantizar la integralidad del proceso de evaluación, las leyes fijarán los órganos rectores, sujetos y criterios bajo los cuales se organizarán los procesos para el ingreso, capacitación, formación, certificación, desarrollo, permanencia y evaluación del desempeño de las personas servidoras públicas; así como la garantía y respeto de sus derechos laborales.
>
> 3. Las personas servidoras públicas recibirán una remuneración adecuada e irrenunciable por el desempeño de su función, empleo, cargo o comisión, que deberá ser proporcional a sus responsabilidades. Toda remuneración deberá ser transparente y se integrará por las retribuciones nominales y adicionales de carácter extraordinario establecidas de manera objetiva en el Presupuesto de Egresos. Las personas servidoras públicas no podrán gozar de bonos, prestaciones, compensaciones, servicios personales o cualquier otro beneficio económico o en especie que no se cuantifique como parte de su remuneración y esté determinado en la ley. Ningún servidor público podrá recibir una remuneración total mayor a la establecida para la persona titular de la jefatura de gobierno. La ley establecerá las previsiones en materia de austeridad y remuneraciones de las personas servidoras públicas.

Como puede advertirse, de acuerdo a la Constitución Política de la Ciudad de México, la buena administración se garantiza mediante un gobierno abierto que sea integral, honesto, transparente, profesional, eficaz, eficiente, austero, incluyente y resiliente que procure el interés público y combata a la corrupción. Por ello, se puede apreciar el estrecho vínculo existente entre la buena administración y la corrupción, en el sentido de que, en la medida que logremos garantizar la primera podremos prevenir o combatir la segunda, tal y como ya se apuntaba en la propuesta de este artículo: a mayor buena administración, menor propensión a la corrupción: +BAP = –C.

Resulta interesante a su vez, el concepto de gobierno abierto,[54] mismo que la Constitución de la Ciudad de México entiende como un sistema que obliga a los entes públicos a informar a través de una plataforma de accesibilidad universal, de datos abiertos y apoyada en nuevas tecnologías que garanticen de forma completa y actualizada la transparencia, la rendición de cuentas y el acceso a la información. Como puede recordarse, aparecen cuestiones como la transparencia, rendición de cuentas y acceso a la información que como vimos en el primer apartado, son necesarios todos estos elementos en un mecanismo eficaz *vs* la corrupción.

V. BUENA ADMINISTRACIÓN, CORRUPCIÓN Y PANDEMIA EN MÉXICO

Bajo el anterior contexto es que debemos indicar que la buena administración es parte de nuestro sistema jurídico, se encuentra fuertemente ligada al pleno ejercicio de los derechos humanos, empero, fenómenos como la corrupción, socaba su plena materialización. Como ya se adelantó en párrafos precedentes las personas tienen derecho a que los agentes que pertenecen a la administración pública realicen sus acciones en cumplimiento a lo que dice la ley, en concordancia con los derechos humanos de las personas.

En este sentido es importante señalar que las personas tienen la percepción de que en nuestro país la corrupción es uno de los problemas que más incide en nuestra vida cotidiana, sin embargo, no lo asocian como un derecho humano, sino como una situación normalizada. De acuerdo con la Encuesta Nacional de Corrupción y Cultura de la Legalidad, el 92 % de los encuestados consideraron que hay corrupción en México y que ésta ocupa el segundo lugar

---

[54] Sobre este concepto, puede citarse a partir del 2009 cuando Obama pronunció "Memorándum sobre Gobierno Abierto" y en 2011 se proclamó una Declaración de Gobierno Abierto, [en línea], < https://www.opengovpartnership.org/es/process/joining-ogp/open-government-declaration/#:~:text=Al%20respaldar%20esta%20Declaraci%C3%B3n%2C%20los,y%20participativo%20del%20siglo%20XXI%22>, [consulta: 24 de abril, 2021].

de los problemas que tiene nuestro país, solo por debajo de la inseguridad.[55] Asimismo, ante la pregunta de si se han visto afectados por un acto de corrupción en el último año, el 26.8 % respondió que efectivamente, se había visto incidido, lo que contrasta con la percepción generalizada, pero que en los casos concretos no incide directamente.[56]

Ahora bien, en torno a las afectaciones económicas que ha tenido el país son de dimensiones monumentales. De acuerdo con Ary Naim gerente general para México de la Corporación Financiera Internacional, miembro del Grupo del Banco Mundial, señaló que la corrupción equivale a 9% del PIB.[57] A su vez, la OEA apunta que la corrupción en México cuesta relativamente 5 veces más que a nivel mundial y la sitúa en 10% del PIB nacional.[58] Por su parte, el Centro de Estudios Económicos del Sector Privado sostiene que la corrupción le cuesta a nuestro país cerca de 1.5 billones de pesos, equivalente a 10% del PIB.[59]

No obstante, las incidencias que tiene la corrupción en términos macroeconómicos para el país, también afecta a las personas de a pie en su vida cotidiana al haber sufrido las consecuencias de un entorno de corrupción. De acuerdo con el Índice Nacional de Corrupción y Buen Gobierno, en 2010 una "mordida"[60] costó a los hogares mexicanos un promedio de $165 pesos. Lo anterior significa que la corrupción afecta la economía de las personas al tener que proporcionar alguna dadiva para realizar algún tipo de trámite, gestión o acción con alguna entidad pública.

---

55 MARVÁN LABORDE, María, *et. al, La corrupción en México: percepción, prácticas y sentido ético.* Encuesta Nacional de Corrupción y Cultura de la Legalidad, Instituto de Investigaciones Jurídicas de la Universidad Nacional Autónoma de México, México, 2015. p. 68.

56 MARVÁN LABORDE, María, *et. al,* op. cit. p. 71.

57 AMPARO CASAR, María, *México: Anatomía de la Corrupción. op. cit. p. 59.* Estudio publicado en 2018.

58 *Idem.*

59 *Idem.*

60 Expresión coloquial con la que se identifica a delitos vinculados al servicio público, tales como el cohecho.

Como se pudo observar la corrupción afecta la vida cotidiana de las personas, es un lastre que no permite salvaguardar y mucho menos potenciar los derechos humanos; tiene consecuencias prácticamente todas las aristas de las personas, en el rubro de los derechos civiles, en los políticos, en los derechos económicos, sociales y ambientales, sin embargo, hay escenarios en donde se potencializan los efectos perniciosos de la corrupción como en el caso de la pandemia por la que está atravesando el mundo entero,[61] donde no solo se pone en juego la dilación de un trámite, una merma patrimonial o una restricción a un derecho político, por señalar algunos casos, sino se pone en riesgo la salud y la vida de las personas.

En términos de salud, la pandemia ocasionada por el COVD-19, ha tenido como consecuencia que millones de personas alrededor de mundo hayan visto mermada su salud por haberse contagiado del virus denominado SARSCoV-2 y, en otros casos más delicados, hayan perdido la vida,[62] sin embargo, la corrupción también ha tenido un impacto sobre la salud y vida de las personas. Como hemos documentado en los apartados precedentes, se advierte la conexión existente entre la corrupción y los derechos humanos, es decir se trata de un tema que no solo afecta la economía y el régimen democrático de un país, sino que repercute directamente en la vida y los derechos humanos de las personas. En pocas palabras, la corrupción mata y esto en medio de una contingencia sanitaria por COVID-19 tiene enorme

61 De acuerdo con la Organización Mundial de la Salud, la pandemia se refiere a una enfermedad epidémica que se extiende en varios países del mundo de manera simultánea. Es una epidemia que afecta a todo el mundo y casi al mismo tiempo. Organización Mundial de la Salud, [en línea], <https://www.who.int/csr/disease/swineflu/frequently_asked_questions/pandemic/es/>, [consulta: 24 de abril, 2021].

62 Al momento en que se está presentado este presente artículo la Universidad Johns Hopkins indica que se han registrado en el mundo 179,169,681 casos de infección y 3,882,671 fallecimientos. En México se registran 2,482.784 casos y 231,505 fallecimientos. [en línea], https://coronavirus.jhu.edu/map.html, [consulta: 23 de junio, 2021].

resonancia. En este sentido, Banki Moon, secretario general de Naciones Unidas, expresó:[63]

> La corrupción socava la democracia y el estado de derecho. Eso lleva a violaciones de los derechos humanos. Erosiona la confianza pública en el gobierno. Puede incluso matar, por ejemplo, cuando los funcionarios corruptos permiten que se alteren los medicamentos, o cuando aceptan sobornos que permiten que ocurran actos terroristas.

En otra ocasión Navi Pillay, Alta Comisionada de las Naciones Unidas para los Derechos Humanos afirmó:[64]

> Seamos claros. La corrupción mata. El dinero robado por corrupción cada año es suficiente para alimentar a los hambrientos del mundo 80 veces. Casi 870 millones de personas se acuestan con hambre todas las noches, muchas de ellas niños; la corrupción les niega su derecho a la alimentación y, en algunos casos, su derecho a la vida. Un enfoque de la lucha contra la corrupción basado en los derechos humanos responde a la rotunda exigencia de la gente por un orden social, político y económico que cumpla las promesas de "liberarse del miedo y la necesidad".

Es de acotarse que en el caso mexicano la corrupción y la pandemia se han presentado como un binomio que está afectado la buena administración de manera sensible. Solo por mencionar algunos aspectos habría que indicar que la pandemia ha expuesto la debilidad de los sistemas de salud en el país, lo que en sí mismo no sería una situación atribuida a la corrupción, no obstante, cuando se pone en evidencia que diversas insuficiencias de infraestructura hospitalaria, falta de equipos médicos, de medicamentos o de personal se debe a que los recursos económicos asignados para esos fines tuvieron un destino diferente, es cuando la corrupción sale a relucir teniendo consecuencias fatales en el derecho a la salud de las personas.

Uno de los elementos esenciales que ha puesto de manifiesto la pandemia es la necesidad de adquirir desde el sector público, de manera rápida y oportuna diversos insumos y materiales, tales como:

---

63 Organización de las Naciones Unidas, [en línea], < https://www.ohchr.org/en/newsevents/pages/hrcaseagainstcorruption.aspx>, [consulta: 24 de abril, 2021].

64 *Idem.*

medicamentos, pruebas de detección rápida del virus, equipo médico o vacunas, por señalar algunos, atendiendo a la situación de emergencia. Sin embargo, estas compras gubernamentales o adquisiciones públicas no pueden tener como pretexto la emergencia para que dejen totalmente de lado los principios que rigen toda adquisición pública, tales como la eficacia, la eficiencia, la economía, la trasparencia y la honradez y donde se puedan acreditar, en la medida de lo posible que se encontraron las mejores condiciones para el Estado en términos de precio, calidad, financiamiento y oportunidad.

Otro de los derechos, que son parte de la buena administración, es el de acceso la información pública, que va de la mano con la trasparencia gubernamental. La pandemia ha puesto de manifiesto la debilidad de la veracidad de la información. El recuento de personas infectadas, así como de las personas que han perdido la vida, es una labor que han llevado a cabo los gobiernos, sin embargo, la sociedad no termina de entender el por qué existen otras instituciones públicas y privadas, tanto nacionales como extranjeras que tiene cifras diferentes. Una respuesta sería la metodología con que van acumulando las cifras, sin embargo, la falta de información clara y veras, por parte de las instancias encargadas de llevar a cabo por ley esas numeralias, propicia la especulación y la falta de confianza en la información.

Es de acotarse que también los particulares deben ser responsables y honestos ante el fenómeno de la pandemia. Laboratorios, farmacéuticas o los diversos agentes que venden insumos o equipamiento médico han hecho de la emergencia sanitaria un nicho de oportunidad económica, situación que como se ha comentado no es criticable por sí misma, sin embargo, se han presentado hechos que son irregulares, ilícitos o delictivos como la especulación, ventas a sobreprecios, la acumulación, calidad deficiente de productos, entre otras cuestiones.

En suma, la gestión de la pandemia debe realizarse bajo los esquemas de una buena administración pública, cuidando en todo momento la plena satisfacción de los derechos humanos de las personas, evitando que actos de corrupción incidan en la prestación de servicios públicos de manera deficiente o en actos de naturaleza administrativa que impliquen la merma y falta de salvaguarda de la integridad de las personas infectadas por el COVID 19.

VI. CONCLUSIONES

Como se explicó a lo largo del presente artículo la buena administración se ha colocado como uno de los elementos indispensables en la gestión pública de los gobiernos y específicamente en México, bajo la idea de un conjunto de parámetros de derecho internacional tanto vinculantes como orientadores y de prescripciones jurídicas que ya han sido constitucionalizadas, como en el caso de la Ciudad de México. Su relación con la corrupción se hace evidente en términos teóricos y prácticos ya que precisamente ésta se coloca como un elemento opuesto o disímbolo de los propósitos de una buena administración: a mayor cumplimiento de las directrices de una buena administración menor margen para que la corrupción aparezca.

Es indispensable interiorizar que la corrupción es un fenómeno que afecta la vida de las instituciones públicas. Los servidores públicos en el uso de las posiciones que ostenta de poder dañan a las instituciones cada que se colman algún acto de corrupción, por mínimo que sea éste, las instituciones van generando dinámicas perniciosas que llevan a corroer gran parte de las actividades cotidianas de las organizaciones públicas y que afectan entre otras cuestiones, la prestación de los servicios, el buen funcionamiento de las instituciones y gobernabilidad de un país.

Como se observó los derechos humanos deben ser la columna vertebral de la gestión pública y de la buena administración, en tanto que los gobiernos deben tener en cuenta que su origen y objetivos están encaminados a satisfacer un conjunto de demandas sociales de toda naturaleza. En este contexto es donde los gobiernos deben poner mayor énfasis en sus acciones bajo entornos difíciles o complejos, tal y como lo imponen fenómenos como la pandemia; esta ha venido a cambiar la manera en que nos interrelacionamos, en que realizamos nuestras tareas cotidianas y en que vemos el mundo.

La pandemia, lejos de ser un pretexto para acentuar prácticas que se vienen arrastrando de corrupción tanto en instituciones públicas como privadas, debe ser una oportunidad para cambiar las dinámicas degradantes de los servidores públicos y de los particulares que caen en actos de corrupción. Como ya se indicó la corrupción trunca proyectos de vida, nos hace decrecer como sociedad, nos genera desconfianza de nuestro entorno y nos hace una vida llena obstáculos que no permiten el pleno goce y disfrute de los derechos humanos de que somos detentadores todas las personas.

VII. FUENTES

Bibliografía

ARELLANO, David y ZAMUDIO, Laura, "Dilemas organizacionales e institucionales de las regulaciones para contener los conflictos de interés en una democracia: una aproximación comparativa entre Canadá, Estados Unidos y México" en Irma Eréndira Sandoval, coord.., *Corrupción y transparencia. Debatiendo las fronteras entre Estado, mercado y sociedad,* México, UNAM, Instituto de Investigaciones Sociales-Siglo XXI, 2009, p. 414.

CRUZ PARCERO, Juan Antonio, *Hacia una Teoría Constitucional de los Derechos Humanos,* México, Instituto de Estudios Constitucionales del Estado de Querétaro, 2017.

KLITGAARD, Robert, *Controlling Corruption,* Estados Unidos de América, University of California Press, 1988.

MÉNY, Yves, "Política, corrupción y democracia", en Miguel Carbonell y Rodolfo Vázquez, coords., *Poder, Derecho y Corrupción,* México, Instituto Federal Electoral-Instituto Tecnológico Autónomo de México-Siglo Veintiuno Editores, 2003, pp. 123-142.

PEGORARO, Lucio, "¿Existe un derecho a la buena administración?", en Carmen María Ávila Rodríguez y Francisco Gutiérrez Rodríguez, coords., *Derecho a una buena administración y la ética pública,* España, Tirant Lo Blanch, 2011.

VARRAICH, Aiysha, Corruption: An Umbrella Concept, QoG Working Paper Series, University of Gothenburg, 2014.

Referencias electrónicas

ACEVES DÍAZ DE LEÓN, León, "El derecho a la buena Administración Pública en la Constitución Política de la Ciudad de México", en Jesús Armando López Velarde Campa, coord.., *La gobernanza en la Ciudad de México.*

Visiones multidisciplinarias, México, Instituto de Investigaciones Jurídicas, 2016, [en línea], < https://archivos.juridicas.unam.mx/www/bjv/libros/11/5131/5.pdf >, [consulta: 24 de abril, 2021], p. 17-22.

Casar, María Amparo, *México: Anatomía de la Corrupción,* 2a. ed., México, Instituto Mexicanos para la Competitividad, 2015, [en línea], < https://imco.org.mx/wp-content/uploads/2015/05/2015_Libro_completo_Anatomia_corrupcion.pdf>, [consulta: 24 de abril, 2021],

Bacio Terracino, Julio, *Corruption as a Violation of Human Rights,* Naciones Unidas/ International Council on Human Rights Policy, 2008 [en línea], <https://ssrn.com/abstract=1107918>, [consulta 24 de abril, 2021].

Banco Mundial [en línea]. <http://info.worldbank.org/governance/wgi/index.aspx#doc-methodology>, [consulta: 24 de abril, 2021].

Centro de Investigación y Docencia Económicas, "Curso Sistema Nacional Anticorrupción", curso disponible [en línea], <https://mooc.rendiciondecuentas.org.mx>, [consulta: 24 de abril, 2021].

Comisión Interamericana de Derechos Humanos, *Resolución 1/2017,* 2017, CIDH, [en línea], <http://www.oas.org/es/cidh/decisiones/pdf/resolucion-1-17-es.pdf>, [consulta: 24 de abril, 2021].

Comisión Interamericana de Derechos Humanos, *Informe Corrupción y Derechos Humanos: estándares interamericanos,* 2019, CIDH, [en línea], <http://www.oas.org/es/cidh/informes/pdfs/CorrupcionDDHHES.pdf>, [consulta: 24 de abril, 2021].

Corte Interamericana de Derechos Humanos, *Cuadernillo de jurisprudencia de la Corte Interamericana de Derechos Humanos No. 23: Corrupción y derechos humanos,* Costa Rica, CoIDH, 2019, [en línea], < https://www.corteidh.or.cr/sitios/libros/todos/docs/cuadernillo23.pdf>, [consulta: 24 de abril, 2021].

Hatti, Neelembar *et al.,* "The corruption Baazar: a conceptual discussion", en *Sociological Bulletin,* volume 59, núm. 2, India, mayo-agosto, 2010, [en línea], <https://www.researchgate.net/publication/215875272_The_Corruption_Bazaar_A_Conceptual_Discussion >, [consulta 24 de abril, 2021], pp. 216-234.

Nash, Claudio, *Corrupción y derechos humanos: una mirada desde la jurisprudencia de la Corte Interamericana de Derechos Humanos,* Chile, Centro de Derechos Humanos de la Universidad de Chile, 2014, [en línea], < http://repositorio.uchile.cl/bitstream/handle/2250/142495/Corrupcion-y-derechos-humanos.pdf?sequence=1&isAllowed=y>, [consulta: 24 de abril, 2021].

Organización de Cooperación para el Desarrollo Económico, *Consequences of Corruption at the Sector Level and Implications for Economic Growth and Development,* OCDE, 2015, [en línea], < https://www.oecd.org/publications/consequences-of-corruption-at-the-sector-level-and-implications-for-economic-growth-and-development-9789264230781-en.htm>, [consulta: 24 de abril, 2021].

Organización de las Naciones Unidas, [en línea], <https://www.ohchr.org/en/newsevents/pages/hrcaseagainstcorruption.aspx>, [consulta: 24 de abril, 2021].

Organización Mundial de la Salud, [en línea], <https://www.who.int/csr/disease/swineflu/frequently_asked_questions/pandemic/es/>, [consulta: 24 de abril, 2021.

Portal Anticorrupción de las Américas-MESICIC, [en línea], < http://www.oas.org/es/sla/dlc/mesicic/>, [consulta: 24 de abril, 2021].

Programa de Naciones Unidas para el Desarrollo, *The impact of corruption on the human rights based approach to development,* Naciones Unidas, 2004 [en línea], < http://www.albacharia.ma/xmlui/bitstream/handle/123456789/30538/0284The_Impact_of_Corruption_on_the_Human_Rights_Based_Approach_to_Development(2005)r.pdf?sequence=1>, [consulta: 24 de abril, 2021].

Rodríguez Arana, Jaime, "La buena Administración como principio y como derecho fundamental en Europa", en *Revista Misión Jurídica* núm. 6, Bogotá, 2013 [en línea], <https://www.revistamisionjuridica.com/wp-content/uploads/2020/09/art1-2.pdf>, [consulta: 24. de abril, 2021].

Secretaría de la Función Pública [en línea], <https://gob.mx/sfp/documentos/definicion-de-corrupcion>, [consulta 24 de abril, 2021].

Transparencia Internacional [en línea], https://transparency.org/glossary, [consulta 24 de abril, 2021].

Universidad Johns Hopkins, Coronavirus Resource Center, [en línea], https://coronavirus.jhu.edu/map.html

Vázquez Valencia, Luis Daniel *et.al., Los derechos humanos y la corrupción en México. Análisis de las tendencias en las entidades federativas entre el 2000 y el 2014,* México, Comisión Nacional de los Derechos Humanos, [en línea], < https://www.cndh.org.mx/sites/all/doc/Informes/Especiales/DH-Corrupcion-Mexico.pdf>, [consulta: 24 de abril, 2021.

Zalaquett Daher, José Fernando y Palacios Zuloaga, Patricia, *Transparencia, rendición de cuentas y lucha contra la corrución en América,* Chile, Universidad de Chile, 2005, [en línea], < https://libros.uchile.cl/393>, [consulta: 24 de abril, 2021].

Instrumentos y pronunciamientos internacionales

AGENDA PARA EL DESARROLLO SOSTENIBLE 2030, Objetivos de Desarrollo Sostenible, [en línea], < https://www.un.org/sustainabledevelopment/es/development-agenda/>, [consulta: 24 de abril, 2021].

CARTA IBEROAMERICANA DE LOS DERECHOS Y DEBERES DEL CIUDADANO en relación con la Administración Pública [en línea], < https://clad.org/wp-content/uploads/2020/07/Carta-Iberoamericana-de-los-Derechos-y-Deberes-del-Ciudadano-en-Relacion-con-la-Administracion-Publica-10-2013.pdf>, [consulta: 24 de abril, 2021].

CARTA DE DERECHOS FUNDAMENTALES DE LA UNIÓN EUROPEA, [en línea], <https://www.europarl.europa.eu/charter/pdf/text_es.pdf>, [consulta: 24 de abril, 2021].

CONSTITUCIÓN POLÍTICA DE LA CIUDAD DE MÉXICO [en línea], https://transparencia.infocdmx.org.mx/, [consulta: 8 de octubre, 2022].

CONVENCIÓN DE LAS NACIONES UNIDAS CONTRA LA CORRUPCIÓN, [en línea], <https://undocs.org/es/A/RES/58/4>, [consulta: 24 de abril, 2021].

CONVENCIÓN INTERAMERICANA CONTRA LA CORRUPCIÓN, [en línea], < http://www.oas.org/es/sla/ddi/tratados_multilaterales_interamericanos_B-58_contra_Corrupcion.asp>, [consulta: 24 de abril, 2021].

CONVENCIÓN PARA COMBATIR EL COHECHO DE SERVIDORES PÚBLICOS EXTRANJEROS EN TRANSACCIONES COMERCIALES INTERNACIONALES, [en línea], <http://www.oecd.org/daf/antibribery/ConvCombatBribery_Spanish.pdf>, [consulta: 24 de abril, 2021].

DECLARACIÓN DE GOBIERNO ABIERTO, [en línea], < https://www.opengovpartnership.org/es/process/joining-ogp/open-government-declaration/#:~:text=Al%20respaldar%20esta%20Declaraci%C3%B3n%2C%20los,y%20participativo%20del%20siglo%20XXI%22>, [consulta: 24 de abril, 2021].

DECLARACIÓN DE LAS NACIONES UNIDAS SOBRE LA CORRUPCIÓN Y EL SOBORNO EN LAS TRANSACCIONES COMERCIALES INTERNACIONALES, [en línea], <http://www.un.org/es/comun/docs/?symbol=A/RES/51/191>, [consulta: 24 de abril, 2021].

TRATADO DE LISBOA [en línea], < https://www.europarl.europa.eu/about-parliament/es/in-the-past/the-parliament-and-the-treaties/treaty-of-lisbon>, [consulta: 24 de abril, 2021].

Tesis y/o jurisprudencia

Corte IDH. Caso "Instituto de Reeducación del Menor" Vs. Paraguay. Excepciones Preliminares, Fondo, Reparaciones y Costas. Sentencia de 2 de septiembre de 2004. Serie C No. 112, Corte IDH. Caso Tibi Vs. Ecuador. Excepciones Preliminares, Fondo, Reparaciones y Costas. Sentencia de 7 de septiembre de 2004. Serie C No. 114.

Corte IDH. Caso Fornerón e hija Vs. Argentina. Fondo, Reparaciones y Costas. Sentencia de 27 de abril de 2012. Serie C No. 242, Corte IDH. Caso Ramírez Escobar y otros Vs. Guatemala. Fondo, Reparaciones y Costas. Sentencia de 9 de marzo de 2018. Serie C No. 351.

Corte IDH. Caso Pueblo Indígena Kichwa de Sarayaku Vs. Ecuador. Fondo y Reparaciones. Sentencia de 27 de junio de 2012. Serie C No. 245.

Corte IDH. La colegiación obligatoria de periodistas (Arts. 13 y 29 Convención Americana sobre Derechos Humanos). Opinión Consultiva OC5/85 de 13 de noviembre de 1985. Serie A No. 545.

Corte IDH. Caso "La Última Tentación de Cristo" (Olmedo Bustos y otros) Vs. Chile. Fondo, Reparaciones y Costas. Sentencia de 5 de febrero de 2001. Serie C No. 73.

Corte IDH. Caso Ivcher Bronstein Vs. Perú. Fondo, Reparaciones y Costas. Sentencia de 6 de febrero de 2001. Serie C No. 74.

Corte IDH. Caso Herrera Ulloa Vs. Costa Rica. Excepciones Preliminares, Fondo, Reparaciones y Costas. Sentencia de 2 de julio de 2004. Serie C No. 107.

Corte IDH. Caso Mémoli Vs. Argentina. Excepciones Preliminares, Fondo, Reparaciones y Costas. Sentencia de 22 de agosto de 2013. Serie C No. 265.

Corte IDH. Caso San Miguel Sosa y otras Vs. Venezuela. Fondo, Reparaciones y Costas. Sentencia de 8 de febrero de 2018. Serie C No. 348.

Corte IDH. Caso Carvajal y otros Vs. Colombia. Fondo, Reparaciones y Costas. Sentencia de 13 de marzo de 2018. Serie C No. 352.

Corte IDH. Caso Claude Reyes y otros Vs. Chile. Fondo, Reparaciones y Costas. Sentencia de 19 de septiembre de 2006. Serie C No. 151.

Corte IDH. Caso Gomes Lund y otros ("Guerrilha do Araguaia") Vs. Brasil. Excepciones Preliminares, Fondo, Reparaciones y Costas. Sentencia de 24 de noviembre de 2010. Serie C No. 219

Corte IDH. Caso Pueblos Kaliña y Lokono Vs. Surinam. Fondo, Reparaciones y Costas. Sentencia de 25 de noviembre de 2015. Serie C No. 309.

CORTE IDH. Caso Fleury y otros Vs. Haití. Fondo y Reparaciones. Sentencia de 23 de noviembre de 2011. Serie C No. 236.

CORTE IDH. Caso Gutiérrez y familia Vs. Argentina. Fondo, Reparaciones y Costas. Sentencia de 25 de noviembre de 2013. Serie C No. 271.

CORTE IDH. Caso Defensor de Derechos Humanos y otros Vs. Guatemala. Excepciones Preliminares, Fondo, Reparaciones y Costas. Sentencia de 28 de agosto de 2014. Serie C No. 283.

CORTE IDH. Caso Acosta y otros Vs. Nicaragua. Excepciones Preliminares, Fondo, Reparaciones y Costas. Sentencia de 25 de marzo de 2017. Serie C No. 334.

CORTE IDH. Caso Carvajal y otros Vs. Colombia. Fondo, Reparaciones y Costas. Sentencia de 13 de marzo de 2018. Serie C No. 352.

CORTE IDH. Caso López Mendoza Vs. Venezuela. Fondo, Reparaciones y Costas. Sentencia de 1 de septiembre de 2011. Serie C No. 233.

CORTE IDH. Caso Andrade Salmón Vs. Bolivia. Fondo, Reparaciones y Costas. Sentencia de 1 de diciembre de 2016. Serie C No. 330.

CORTE IDH. Caso Zegarra Marín Vs. Perú. Excepciones Preliminares, Fondo, Reparaciones y Costas. Sentencia de 15 de febrero de 2017. Serie C No. 331.

CORTE IDH. Caso Acosta y otros Vs. Nicaragua. Excepciones Preliminares, Fondo, Reparaciones y Costas. Sentencia de 25 de marzo de 2017. Serie C No. 334.

CORTE IDH. Caso V.R.P., V.P.C. y otros Vs. Nicaragua. Excepciones Preliminares, Fondo, Reparaciones y Costas. Sentencia de 8 de marzo de 2018. Serie C No. 350.

CORTE IDH. Caso Villaseñor Velarde y otros Vs. Guatemala. Fondo, Reparaciones y Costas. Sentencia de 5 de febrero de 2019. Serie C No. 374.

CORTE IDH. Caso Andrade Salmón Vs. Bolivia. Fondo, Reparaciones y Costas. Sentencia de 1 de diciembre de 2016. Serie C No. 330, párrafo 178.

CORTE IDH. Caso Ramírez Escobar y otros Vs. Guatemala. Fondo, Reparaciones y Costas. Sentencia de 9 de marzo de 2018. Serie C No. 351.

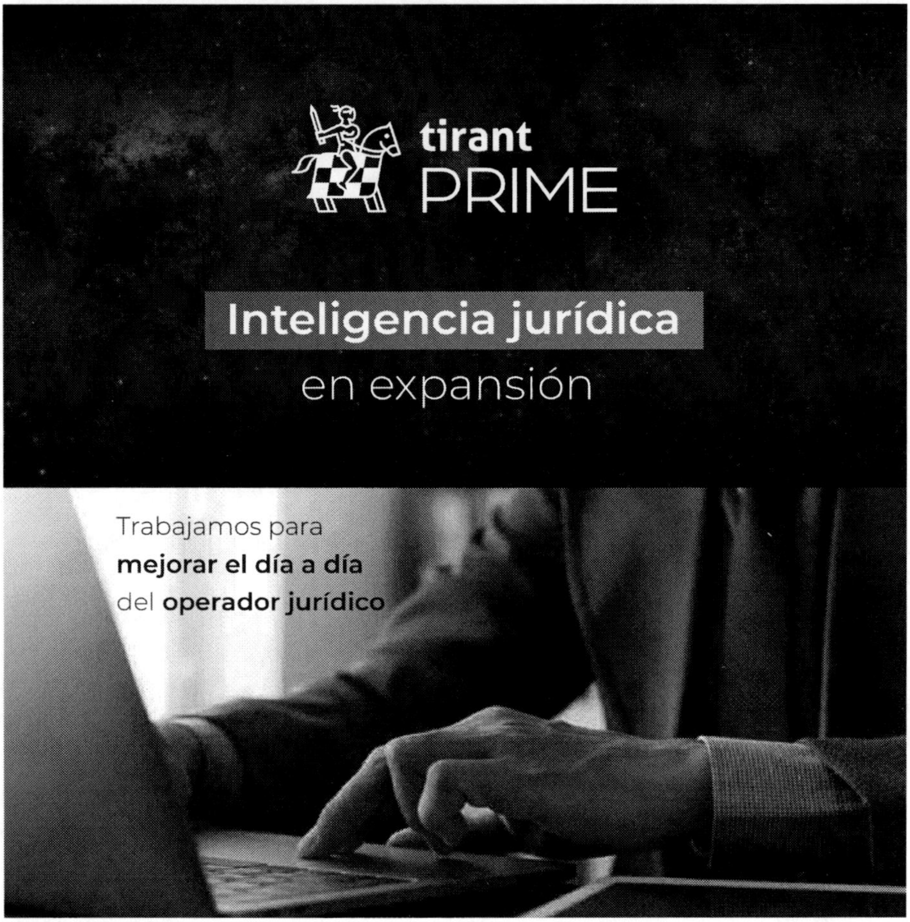